名郷直樹の
その場の1分
その日の5分

**多忙な医師でもできる
エビデンスの仕入れかた**

武蔵国分寺公園クリニック 院長 **名郷直樹** 著

日本医事新報社

序　文

「忙しい臨床医を支えるアプローチ法」「日々実践してこそEBM」をコンセプトに，週刊日本医事新報に連載した「GPのためのPower UPレシピ」「その場の1分，その日の5分」をまとめて1冊の本として出版することになりました。これまで多くの臨床医向けのための本を出してきましたが，これまでのものとは一線を画したものにできたのではないかと思っています。

私は2011年に東京都内で開業しましたが，それと同時にスタートしたこの連載の中で，自分自身が日々の臨床の中で向き合う疑問について，「その場の1分，その日の5分」で実践したことを，月に1回の頻度で記事にしてきました。

「その場の1分，その日の5分」とは，日常臨床で生じる疑問に対し，EBMの5つのステップに沿って，とにかく疑問が起きた時点で1分間勉強して，さらにその日の仕事が終わったところでさらに5分間の勉強を追加して，その結果をその場その場で現場の患者に役立てていこうという，EBMの実践方法の1つの在り方です。そこにはEBMだけでなく，様々な臨床手法も組み入れられています。そしてその方法によって書かれた本書は，私自身の日々の臨床の実践の記録でもあり，そのことで，これまでの著書とは異なる，より実践的なものにすることができたと思っています。病院，診療所を問わず，すべての医師に役立つものになったのではないかと自負しています。

ここに書かれた内容は，執筆の時点での勉強内容に基づいており，既に古くなってしまっています。しかし，本の内容というものは，時間がたてば，例外なくすべて古くなってしまうものです。出版に際し，その時点でのエビデンスを追加したところで，店頭に本が並んだときには古くなってしまいます。出版から時間がたってしまえば，さらに古くて使えなくなってしまうでしょう。

だから，本書が示すのは勉強の内容ではありません。内容ではなく，そこにたどり着くまでの方法や，得た情報を批判的に吟味し，個別の患者に役立てていくための手法をお伝えするのが本書の役割だと考えています。そしてその手法は，内容が古びていくほどには古びることなく，時間がたってもそれほど大きくは変わらないでしょう。

そうした事情を考慮して，それぞれの内容は執筆時のままにしてあります。ぜひそれぞれの項目について，読者の皆さんにそれぞれの「その場の1分，その日の5分」を実践して頂き，執筆時からどんな研究結果が追加されたかを確認し，さらにリアルタ

イムなEBMの実践を行って頂きたいと思うのです。

　できるだけ多くの現場の臨床家に読んでもらい，「その場の1分，その日の5分」を実践してほしい。臨床医にとって日々の勉強は必須です。日々勉強をしないで，臨床医として仕事を続けることなどできません。もちろん臨床医はなかなか勉強時間をとるのが難しいほど忙しい。しかし忙しいからこそ，「その場の1分，その日の5分」で日々EBMの実践を行うことが，生涯にわたって学習し続けるための1つの大きな武器になるというのが，私自身の経験に基づく弱いエビデンスとしてあります。ぜひ本書を参考に，日々の継続的な勉強につなげて頂きたい。本書で少しでもそのお手伝いができれば，それに勝る喜びはありません。

　最後に，本書の執筆にあたって武蔵国分寺公園クリニックの福士元春，清河宏倫，五十嵐博の3氏に協力して頂いたことを付記しておきます。

2015年1月

武蔵国分寺公園クリニック 院長

名郷直樹

目 次

第1章 診療所医師のための Power UP レシピ

はじめに ... 2
診断のための様々な武器 ... 4
検査ができないことを武器にする
　―MRIを撮ってほしいと言う患者にどう向き合うか ... 6
多忙な診療所医師のためのEBM①
　―5つのステップとPECO，真のアウトカム ... 9
多忙な診療所医師のためのEBM②
　―その場の1分，その日の5分 ... 12
多忙な診療所医師のためのEBM③
　―PubMedのClinical QueriesとCMEC-TV，ジャーナルクラブ ... 14
患者中心の医療の方法
　―解釈モデルを手がかりに信頼関係を構築し共通基盤をつくる ... 17
慢性疾患患者や禁煙外来に必須の行動科学
　―動機づけ面接を使ってみる ... 21
倫理的な問題をどう考えるか
　―4分割表を使って ... 24
高齢者の評価に必須の高齢者総合評価の方法
　―この患者はどんな患者か ... 27
研修医を受け入れたときの教育技法
　―1カ月の地域医療研修を例に ... 30

第2章 その場の1分，その日の5分

Case 1　降圧薬はやめられるか？ ... 36
Case 2　A型肝炎は劇症化しない？ ... 39
Case 3　潜在性甲状腺機能低下症は治療すべき？ ... 43
Case 4　副鼻腔炎に抗菌薬を投与すべきか？ ... 48
Case 5　小児の中耳炎に抗菌薬を投与すべきか？ ... 53

Case 6	喉頭蓋炎の診断は？	58
Case 7	無症候性高尿酸血症は治療すべきか？	63
Case 8	クループにデキサメタゾンは有効か？	68
Case 9	小児喘息は大人になれば治るのか？	73
Case 10	インフルエンザの検査希望の患児，実は… ―事前確率見積もりの重要性	78
Case 11	片頭痛の予防に効く薬は？	85
Case 12	抗インフルエンザ薬は，周囲への感染期間を短縮するか？	91
Case 13	耳鳴りに有効な治療はあるか？	96
Case 14	乳幼児突然死症候群の予防におしゃぶりが有効？	101
Case 15	薬で散らした虫垂炎の再発率はどれくらいか？	106
Case 16	おしゃぶりは歯並びを悪くする？	111
Case 17	吸入ステロイドで安全なのは？	116
Case 18	X脚はいつ紹介すべきか？	122
Case 19	突発性発疹で発疹が出てくるのはいつごろか？	127
Case 20	無痛性甲状腺炎・橋本病の甲状腺中毒症とバセドウ病をいかに鑑別するか？	131
Case 21	禁煙補助薬の副作用 ―心血管疾患は増えるのか？	137
Case 22	乳児の細気管支炎はどれほど長引くのか？	142
Case 23	呼吸数で小児の肺炎を見分けられるか？	147
Case 24	アレルギーの血液検査は正確か？	152
Case 25	上の血圧と下の血圧は差がないとダメ？	157
Case 26	脳梗塞予防のために同じような薬が2つも必要なんですか？	161
Case 27	この解熱薬を使っても喘息は悪化しませんよね？	166
Case 28	熱があるのに抗菌薬は処方しないんですか？	172
Case 29	熱性痙攣は繰り返しますか？	178
Case 30	ディオバン®を飲み続けてもいいのでしょうか？	183
Case 31	卵アレルギーはインフルエンザワクチン禁忌ですか？	189
Case 32	80歳過ぎの軽症高血圧でも薬を飲んだほうがいいですか？	195

Case 33	ジベルバラ色粃糠疹に効く治療は何でしょうか？	202
Case 34	ワルファリン服用者のPT-INRのモニター間隔は？	207
Case 35	DPP-4阻害薬は第一選択薬になるか？	213
Case 36	前立腺癌検診は受けるべき？	218
Case 37	乳癌検診は受けるべき？	224
Case 38	ポリープが見つかると毎年大腸内視鏡検査が必要なのでしょうか？	230
Case 39	Brugada症候群の心電図を見たらどうする？	236
Case 40	喘息の診断にスパイロメトリーは必要ですか？	242
Case 41	健診は毎年受けたほうがいいのでしょうか？	249
Case 42	EBMが患者アウトカムを改善したというエビデンスはありますか？	255

索引 260

第1章

診療所医師のための Power UPレシピ

はじめに

■ 万年研修医を自認して

　頭痛にどうアプローチするか，咳にどうアプローチするかといったような個々の症状についての教科書は山ほどある。高血圧のガイドラインも，糖尿病のガイドラインもなかなか良いものがつくられている。そういった教科書で，日常的な健康問題に対処できるように日々勉強することはとても重要だ。

　しかし，それを1つずつ勉強していっても何かむなしい。いつまでたっても勉強が終わらない万年研修医のような気がしてくる。もちろん，万年研修医を自認して，勉強を続けるということも重要だ。ただ，それだけではちょっと苦しい。

■ 診療所医師は何科の専門か？

　診療所医師の皆さんは，「専門は何ですか」と聞かれたとき，どのように答えるだろう。「循環器です」「消化器をやっていました」などと答えてみても，開業すれば大部分の人はそういう仕事だけをしているわけではない。むしろ専門以外の患者さんのほうが多い場合もあるだろう。しかし，そうした専門分野以外について，十分な研修や勉強の機会があるかというと，なかなか難しい。自分のかつての専門以外の領域については，いつまでたっても勉強が終わらない劣等生状態である。

■ 筆者自身のこと

　かく言う筆者は，さらにわけのわからない状況で，2年間のローテート研修をしただけで，専門もなかった。患者に「何科ですか」と聞かれても，どう答えていいかわからず，「それが何か？」などとギャグで逃げるわけにもいかず，「科にかかわらず日々勉強しながら，皆さんのニーズにこたえようと何でも診る医者です」などと言ってみたところで，到底患者から信頼を得ることは難しい。「日々勉強が終わらない万年研修医でごめんなさい」と謝りながら，へき地の診療所でなんとかやっていた。

　それでも，自治医科大学の義務年限をこなす中でなんとかやり続けていたら，そのうちになんだか楽しくなって，日々大きなやりがいを感じながら，へき地診療所で働

けるようになっていた。科にかかわらず日々勉強しながら，患者さんのニーズにこたえようと何でも診る医者，というのは案外イケてるのではないだろうかと，思えないこともない。そんなふうに思えるようになったのはなぜか。

　個々の疾患に対する専門性はなくても，アプローチの方法に専門性があるように感じることができたからだ。アプローチの方法というのは少しわかりにくいかもしれない。言い換えれば，どんな分野に関しても，自立して能率的に勉強して，専門医の先生と相談しながら，幅広い健康問題に対応できるようになることは，それなりの専門性を身に付けているのではないかということである。

アプローチ方法の重要性

　「個々の疾患に対しては専門ではありませんが，どんな問題に対しても対応可能な，問題解決のための方法を持っていることが特徴で，その方法を使って日々勉強しながら患者の多様な問題に対応していくことが私の専門です」と言えるような診療所医師になるための，数々の武器を本書にてお伝えしたい。

診断のための様々な武器

Point
- 仮説演繹法
- 3C
- OFT

症 例
55歳の女性。3日前から続いている38℃以上の発熱を主訴に来院。熱以外には喉の痛みがあるという。

さて，上記の患者の診断に至るプロセスを追いながら，診療所医師の診断支援のための，いくつかの武器をお示ししよう。

まず上記の情報を予診表から得たとしよう。どんな診断を思い浮かべるだろうか。読者の皆さんも具体的な診断リストと予想される所見を考えながら付き合って頂きたい。

仮説演繹法

この患者を診察する医師は，診断に至るために，まず可能性のある疾患をいくつか思い浮かべている。風邪症候群，インフルエンザ，溶連菌による扁桃炎，伝染性単核症などである。そのような疾患を思い浮かべつつ，病歴聴取，身体診察で得た所見を追加して，「この診断の可能性は低い」「これは高い」などと考えながら，診断に至る。

こう書けば何も改めて言うほどのことではない。多くの医師がやっている方法である。具体的に言えば，以下のようなことである。嚥下痛があれば，風邪症候群よりは，扁桃炎，インフルエンザの可能性が上がる。後頸部の圧痛を伴うリンパ節腫脹があれば，伝染性単核症の可能性が上がる。咳や痰があれば，扁桃炎の可能性は下がり，気管支炎，肺炎の可能性が上がる。さらに，胸部聴診所見で，ラ音や呼吸音の減弱があれば肺炎を疑う。取り立てて説明するようなことでもない。

この診断の際に使っている当たり前の方法を仮説演繹法（表1）という。この「なんとなく」行っている方法を整理し，言語化し，日々の診断のための道具として提示するというのが本項の目的である。

表1 ● 仮説演繹法のプロセス

1	診断仮説を立てる：病歴，診察からいくつかの診断リストを想起
2	演繹する：所見の追加によりリストを修正する
3	診断する：上記を繰り返しながら確定，除外診断に至る

3C（common，critical，curable）

　診断を想起するときに，やみくもにやろうとしてもうまくいかない。その際，①よくある病気は何か（common），②緊急性の高い病気は何か（critical），③確実な治療法がある病気は何か（curable），という3つの軸（3C）で診断リストを整理するとよい（表2）。

　先ほどの症例を，この3Cを使って診断リストを整理してみる。①のよくある病気では，先述のほか，副鼻腔炎，中耳炎などを考慮する必要があるかもしれない。②の緊急性が高い病気としては，喉の痛みがあるので，急性喉頭蓋炎が重要である。③の確実な治療法がある病気としては，肺炎球菌性肺炎やマイコプラズマ肺炎がある。肺炎球菌性肺炎は敗血症に至る場合もあり，緊急性が高い病気に入れてもいいかもしれない。

表2 ● 3Cで仮説演繹する

Common	頻度の多いものから考える
Critical	緊急性の高いものから考える
Curable	確実な治療法のあるものから考える

OFT（onset，first episode，time course）

　診療所医師に求められるのは，診断を確定するということよりは，むしろ危険な疾患を見逃さず，適切に紹介することである。この際，OFT（onset，first episode，time course）の3つを常に意識するとよい（表3）。突然の発症は要注意，今までにない症状は要注意，時間経過とともに悪化するものは要注意，というわけである。

　たとえば，「喉の痛みは突然起こったのですか」という質問に対して，「実は階段を急いで上っているときに突然起きたんです」などと返ってきたら，狭心症や心筋梗塞などの疾患をまず第一に考える必要がある。また，「今回の喉の痛みは今までにもあったような痛みですか」と聞いたときに，「いいえ，これまでにないような痛みで，つばを飲み込むのも大変なんです」と言われれば，急性喉頭蓋炎を考えなくてはいけない。さらに，「この3日間で徐々に良くなっていますか，悪くなっていますか」と聞いたときに，「だんだん悪くなって，咳もひどいし，痰の量も多くなっています」と言われれば，肺炎を考慮しなくてはならない。

表3 ● OFT：除外のための3要素

Onset	突然発症は怖い
First episode	今までにない症状は怖い
Time course	悪化するものは怖い

検査ができないことを武器にする
―MRIを撮ってほしいと言う患者にどう向き合うか

Point
- 検査前確率
- 検査は患者を治さない
- 医者の役割

検査がすぐできるから困る

　開業前は，筆者は280床の研修病院で，ほとんどの検査はすぐにできる環境にいた。しかし，これが問題なのである。何でも検査ができるので診療しにくくてしょうがない。診療所で診察している今のほうが診察がスムーズに進む面がある。かつて長く勤めたへき地の診療所では検査ができないからとてもやりやすかったのである。

　診療所で働いていると，よく聞かれる質問に以下のようなものがある。

「検査ができなくて困りませんか」

　もちろん困るときもある。しかし，困るときは検査ができるところへ紹介すればいいのである。その上，大部分の患者は検査しなくても大丈夫。だから，別に検査ができなくて困ることはない，と言ってもいいくらいだ。実際，上記のような質問にはいつもこう答える。

「いや。全然困らない。むしろ検査ができないことで，よけいな検査が減ったりするんだ」

　たとえば，こんな患者。

「なんとなく頭が重いので，MRIで検査してほしいのです」

　MRIができない診療所にこういう患者は来ない。来たとしても，MRIが必要なら紹介すればいい。それだけ。これが検査のできる病院だとなかなか悩ましい。検査を行えば病院も儲かるし，患者も喜ぶし，という状況である。

　検査を行った結果どんなことが起こるか。見つかった動脈瘤をどうするかで悩み，無症候性脳梗塞があるといっては憂うつになり，まかり間違ってアスピリンなんかを飲み始めれば，脳梗塞のリスクは下がるかもしれないが，胃潰瘍からの出血で入院，なんてことになりかねない。ただそうなると，また病院は儲かっていいのだけれど…。

しかし，患者までもがMRIを撮りたいと言うのはなぜか。

「先生は検査もせずに大丈夫だと言いますけど，私が脳卒中でないということを保証してくれるんですよね」

これは"病気"である。この病気はMRIでは診断できない。しかし病歴を聞けばだいたい診断がつく。これは医者と患者が共有するよくある病気だ。「見逃しゼロ追求症候群」「医者より検査が信頼できる症候群」という病気である。どうしてこんなことになってしまうのか。検査結果を解釈するための武器を，多くの医者が持っていないからである。患者がそういう武器を持たない医者に洗脳されているからである。その武器はとてもシンプルだ。それは次に示す2つのことを理解していれば事足りる。

武器①：検査前確率を考慮する

検査前確率が低い状況では優れた検査が陽性でも，大部分は偽陽性である

「万が一のことがありますから検査しておきましょう」。検査前確率が1/10,000という状況である。ここで感度・特異度ともに99％という優れた検査をして，陽性だったとしよう。そうだとしても検査後確率は1％くらい，99％は偽陽性である。

「今の状況で検査結果に異常があったとしても，大部分は偽陽性で，病気もないのに次の検査，次の検査と苦しむだけの結果になるかもしれませんよ」

患者には，見逃しは困るから検査するというだけでなく，見逃しを恐れる結果，どんな不利益があるのかの説明も付け加える必要がある。

武器②：検査は患者を治さない

もう1つの武器を紹介しよう。武器というより，知っていることが重要だ。

検査が患者のアウトカムを改善するというエビデンスは少ない

癌のスクリーニングや肺梗塞に対するD-dimerなど，少数の検査では患者予後の改善のエビデンスがある。しかし，それはむしろ例外的なことである。そうした検査についての良いエビデンスに対し，腰痛に関して示唆に富む研究結果がある[1]。腰痛患者に対し，初診の時点で腰椎の単純X線写真を撮る群と撮らない群で患者満足度と症状の予後を検討したところ，撮る群で満足度は高くなるが，症状が長引いたというのである。

これを腰痛ではなく，「なんとなく脳卒中が心配」という人たちにMRIをするかどうかで検討したらどうなるのだろう。確かに満足度は上がるだろう。しかし，なんとなく頭痛がするという症状は，「ああ，ここに小さな古い脳梗塞がありますね」などとい

う医者の説明とともに長引く可能性がある．それでも満足度が高いなら，それでいいじゃないかという人もいるだろう．しかし，それは医者が病歴聴取や診察をしっかりやらないことの反映であったり，検査をしなければ何もわからないという診療態度の表れにすぎないのかもしれない．そういう医者によってしつけられた「医者より検査が信頼できる症候群」の患者を，医者自身が作り出しているだけかもしれない．

　患者が必要としているのはMRIの結果の説明ではなくて，MRIを撮ったときの不利益についての以下のような説明ではないだろうか．

　「MRIを撮ることで症状のない動脈瘤が見つかっても，手術の危険とくも膜下出血の危険をはかりにかけて，どうすればよいか迷いますし，症状のない脳梗塞が見つかって予防薬を飲むとしても，脳梗塞の予防はできるかもしれませんが，胃潰瘍からの出血などの危険が効果を上回るかもしれません」

医者の役割

　「なんとなく頭が重いんです」という患者にMRIをオーダーすることが医者の役割ではない．まずは病歴を詳細にとり，診察をしっかり行い，何も所見がないようなら，先に示した検査の不利益についての説明に付け加えて，「MRIを撮る必要はありません．今の頭痛は2～3日の間には良くなる可能性が高いと思います．いつも通り，元気に暮らせばよいのではないでしょうか」と，患者を診察室の外へ送り出してやることではないだろうか．そして，それはMRIができない診療所のほうが，ずっとやりやすいことなのだ．

多忙な診療所医師のためのEBM ①
―5つのステップとPECO，真のアウトカム

Point
- ■ EBMは道具である
- ■ EBMは5つのステップという形で使い方が明示されている
- ■ 患者の問題はPECOで定式化する
- ■ アウトカムは真のアウトカムで設定する

診療所医師のためのEBM (evidence-based medicine)

EBMとは概念や考え方だと思っている人が多いかもしれない。しかし，それはEBMに対する最大の誤解である。EBMは道具である。個別の患者の問題を解決するための問題解決手法である。道具であるから，"使ってナンボ"のものである。そしてエビデンスはEBMの実践の中で利用される情報の1つにすぎない。エビデンスの使い方がEBMなのである。

だから，筆者にとってEBMは内視鏡と同じである。「内視鏡とは何か」ということが重要ではないように，「EBMとは何か」ということは重要ではない。「内視鏡が使えるかどうか」が重要なように，「EBMが使えるかどうか」が重要なのである。さらに，内視鏡と同様，EBMもトレーニングが重要で，使えば使うほど上手に使えるようになる。さらにEBMのトレーニングには，それほどお金がかからないし，自分ひとりでもそれなりにトレーニングができる。

筆者自身も，EBMについて正式に学んだ経験があるわけではない。ひたすら臨床現場で使い続けることで，使えるようになってきた。特別な研修を受けなくても，診療所に勤務しながら，十分学び，実践することができるようになるのである。

「EBMは道具である」ということをしっかり確認した上で，本題に入っていこう。

EBMの5つのステップ

EBMは道具であるから，その使い方が明示されている。それが5つのステップである（表4）。まず①患者の問題を明らかにし，②その問題について情報収集し，③得られた情報を批判的に吟味し，

表4 ● EBMの5つのステップ

① 患者の問題の定式化
② 問題についての情報収集
③ 情報の批判的吟味
④ 患者への情報の適用
⑤ ①〜④のステップの評価

④個別の患者に役立て，⑤さらにそれを評価，反省し，次につなげていくというのがEBMの実践である。この5つのステップに沿わないものはEBMの実践ではない。

> **症例**
> 85歳の男性。10年前より高血圧を指摘されている。180mmHgを超えることもよくあるという。今回初めて診療所を受診した。

ステップ1（問題の定式化）

前記の患者の問題を明確にすることからEBMの実践は始まる。

このステップ1では，PECOという道具を使う。PECOとは，patientのP，exposureのE，comparisonのC，outcomeのOの略である。どんな患者に，どんな治療をして，どんな治療と比較して，どんな効果があるのだろうか，という形に問題を定式化する。一例を挙げると以下のようになる。

P：80歳以上の高齢の高血圧患者に
E：降圧薬を投与して
C：投与しない場合と比べて
O：血圧が下がるか
　脳卒中が減少するか
　死亡が減少するか
　幸せになるか

真のアウトカム

上記には「血圧」「脳卒中」「死亡」「幸せ」という4つのアウトカムを挙げたが，どれが一番重要だろうか。幸せが一番大事だ，そういう意見が多いだろう。確かにそうなのであるが，ここで「幸せ」と定式化して次の情報収集のステップに入っても，恐らく降圧薬を投与して患者が幸せになるかどうかを検討した論文は見つからない。そこで幸せが一番大事なアウトカムだということはちょっと横に置いて，仕方なく血圧や合併症を検討した論文を探しにいくことになる。ここでは，血圧，脳卒中，死亡のうちどれが重要なアウトカムで，どれがそれほど重要ではないかを考えてみる。

たとえば，糖尿病ではUGDP（University Group Diabetes Program）研究[2]があるが，これは1970年に報告された2型糖尿病に対する有史最初の大規模臨床試験である。

その結果は驚くべきもので，血糖の厳密なコントロールによって，スルホニル尿素の1つであるトルブタミドでは，プラセボに比べて3倍も心血管疾患による死亡が多く，インスリンを使用したグループでさえ，プラセボより予後が悪かったのである。UGDP研究の結果から得られた教訓は次のようなものである。「血糖が良くなったからといって，心血管疾患による死亡が減るとは限らない」。

このとき，血糖を「代用のアウトカム」，心血管疾患による死亡を「真のアウトカム」と呼ぶ（表5）。PECOで問題を設定する際には，真のアウトカムで設定する必要がある。先の高血圧患者では，少なくとも，血圧が下がるかどうかではなく，脳卒中が減るかどうか，死亡が減るかどうか，というアウトカムでPECOを設定しなくてはならない。

ただ，現実の臨床では，脳卒中，死亡でも十分ではなく，幸せが最も重要であることを忘れてはならない。

表5 ● 代用のアウトカムと真のアウトカム

代用のアウトカム	真のアウトカム
血圧	脳卒中
コレステロール	心筋梗塞
血糖，HbA1c	糖尿病合併症
腫瘍径	5年生存率
腎機能	人工透析導入

多忙な診療所医師のためのEBM②
—その場の1分，その日の5分

Point
- 無理な勉強は長続きしない
- 疑問が生じたときの1分，帰宅前の5分で勉強しよう
- 日本語ガイドラインを使い込もう

無理のない勉強法こそEBMの王道

　EBMの情報収集というと，大変な思いをして英語の論文を検索する，というイメージがあるかもしれない。しかし，それは大きな誤解である。忙しい臨床医が，疑問が生じるたびに英語圏のデータベースを毎回検索し，論文を探していたら，寝る暇がなくなってしまう。そんな無理な勉強法では，患者に迷惑をかけるだけだし，自分自身もそのうち勉強しなくなってしまうだろう。

　EBMの実践のためには，そのような無理な勉強法ではいけないということを強調したい。長続きして，徐々にステップアップしていけるような無理のない勉強法をとることが重要である。ここでは，EBM実践のきっかけとして，忙しい日々の臨床の中で，疑問が生じたときのその場の1分の勉強法，これから帰宅しようとするときの5分の勉強法を，EBMのステップに沿って紹介しよう。

日本語ガイドラインを探す

　その場の1分で勉強するためには，日本語の情報源があれば，それに越したことはない。そこでまず日本語のガイドラインを探してみる。日本語のガイドラインを探すには，「東邦大学・医中誌 診療ガイドライン情報データベース」のページがよい[3]。日本語ガイドラインがほぼ網羅されている。

日本語ガイドラインの全文を手に入れる

　さらにガイドラインの全文を手に入れるにはMinds (Medical Information Network Distribution Service) のページがよい[4]。高血圧のガイドラインもMindsから日本高血圧学会HPへとリンクがあり，『高血圧治療ガイドライン2014』の全文が閲覧できる。

目次から，高齢者高血圧の治療の項を見ると「80歳以上の高齢者高血圧患者（平均血圧173/91mmHg）を対象としたHYVETでは，利尿薬（降圧不十分な場合ACE阻害薬を追加）を用いて150/80mmHg未満を目指した治療の結果，脳卒中30％，総死亡21％，心不全64％，心血管イベント34％の有意な減少を認めた」[5)]とある。

その場の1分

　この記述をもとに，前述の症例に，若年者や80歳未満の高齢者の治療と同様，降圧薬を投与するのも1つのやり方である。これが「その場の1分」の1つの例である。

その日の5分

　それでは，その患者を診た日の外来後，帰宅前にもう5分勉強してみよう。情報源は先ほどと同じ『高血圧治療ガイドライン2014』である。

　疾患内検索のボックスで「80歳以上」と入れて検索すると13件が検索される。このうち「降圧治療の対象と降圧目標」の項に，80歳以上の降圧目標として以下の記述がある。

　「80歳以上を対象としたHYVETでは，到達血圧はプラセボ群159mmHg，実薬群144mmHgであった。すなわち，後期高齢者において，少なくとも収縮期血圧140～149mmHgを治療対象とする根拠は得られない」[5)]

　2009年版では高齢者高血圧の基準と疫学研究成績の項に，「85歳以上の地域住民を対象とした前向き研究では，（中略）収縮期血圧140mmHg未満の群と比較して160mmHg以上の群のほうが予後良好であった」[6)]との記載があったが，この部分は2014年版では削除されている。

　今日降圧薬を処方した患者に対し，副作用にはいつもより注意して，140mmHg以下にはならないようなコントロールをめざすべきだと考えた。

　これが「その日の5分」である。ぜひ読者の皆さんも，日本語のガイドラインを利用して，「その場の1分，その日の5分」からEBMの実践を始めてみてはどうだろうか。

多忙な診療所医師のためのEBM③
―PubMedのClinical QueriesとCMEC-TV，ジャーナルクラブ

Point
- ■ PubMedはClinical Queriesで1分検索
- ■ 英語の論文結果だけを短時間で読む
- ■ 論文を1分間で解説してくれるCMEC-TV
- ■ 論文をA4の1ページで提供してくれるCMECジャーナルクラブ

　忙しい臨床医にとって，臨床の問題解決のために英語論文の文献を検索するというのは，ある意味無謀な試みである。しかし，その英語データベースもやり方によってはこれくらい利用できるということと，それでも英語は無理だという人にも，英語論文の日本語要約サービスを紹介したい。

PubMedのClinical Queries

　Clinical Queriesとは，世界最大の医学データベースであるMEDLINEの検索システム，PubMed[7]を検索する際に，吟味済みのより良い検索式が自動的に入力されるシステムである。これほどすばらしいサービスを英語であるというだけで利用しないというのはもったいない。その最も手軽な利用法を本項にて紹介する。

　まずPubMedサービスのトップページ中央にある「PubMed Tools」のClinical Queriesをクリックして，検索したい言葉を入力すると，図1の画面になる。

　ここで，左側の「Category」のうち'Therapy''Etiology''Diagnosis''Prognosis''Clinical prediction guides'を疑問に基づいて選び，「Scope」で'Broad''Narrow'のいずれかを選んで，検索ボックスに調べたい単語をスペース区切りで入れると，検討済みの優れた検索式が入る。'Therapy'は治療，'Etiology'は副作用，'Diagnosis'は診断，'Prognosis'は予後，'Clinical prediction guides'は診断や予後のツールを探すとき，とおおまかに考えておくとよい。

　'Broad''Narrow'は，論文数が少なくなる'Narrow'での検索がお勧めである。ためしに前項のシナリオに基づいて，'hypertension stroke mortality aged'の4つの単語を入力して，'Therapy''Narrow'で検索してみる。

　結果は，「Clinical Study Categories」「Systematic Reviews」「Medical Genetics」の3つのカテゴリーで表示されるが，まず中央のSystematic Reviewsを見て，その中に

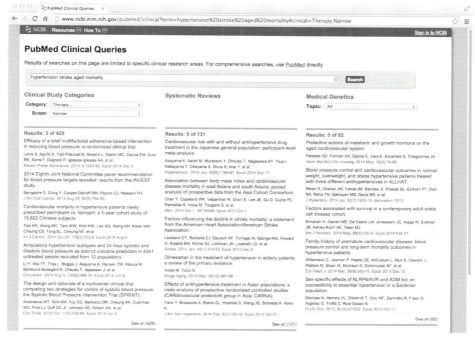

図1 ● PubMed ToolsのClinical Queries

当てはまる論文がないかどうか見てみると，'Pharmacotherapy for hypertension in the elderly'という論文がある[8]。前回の高齢者高血圧の患者について役に立つエビデンスかもしれない。論文名をクリックすると，この論文の抄録を参照することができる。

さらに進んだ検索の詳細は，拙著に説明がある[9]ので，参照して頂ければ幸いである。

論文抄録の結果のみ読む

論文の抄録が出たところで，これを読めと言われても無理だと思うかもしれない。しかし，この方法で検索される論文の大部分はランダム化比較試験のメタ分析というレベルの高いエビデンスなので，その結果だけをちょっと見てみればよい。結果はMAIN RESULTSの最後に，80歳以上の患者についての結果が 'In very elderly patients ＞/＝ 80 years the reduction in total cardiovascular mortality and morbidity was similar **RR 0.75 [0.65, 0.87]** however, there was no reduction in total mortality, **RR 1.01 [0.90, 1.13]**.' と書かれている。

ポイントは**太字**にしたRRとカッコに囲まれた2つの数字である。RR 0.75というのはイベント（ここでは心血管疾患）が100から75に減少するという意味である。カッコ内の数字は信頼区間というが，治療効果を大きく見積もると100から65にイベントが減

る，小さく見積もっても100から87に減る ─ と解釈できる。小さく見積もっても100から87に減るので，減るといってもいいかもしれないと解釈する。RR1.01は死亡率が100から101に増えるという結果で，信頼区間では，100から90に減るかもしれないし，100から113に増えるかもしれないという結果である。増えるのか減るのかはっきりしない結果と解釈できる。

CMEC-TV，CMECジャーナルクラブ

　さらにもう1つ，日本語のデータベースを紹介したい。CMEC-TV，CMECジャーナルクラブという情報源である。CMECはCommunity Medicine Evidence Centerの略で，エビデンスを媒介に地域住民と医療者をつなごうという試みである。このCMECが1つの英語論文を，1分程度のインターネット上の番組で画像として提供しているのがCMEC-TVで，1ページの論文情報を提供するのがCMECジャーナルクラブである。前述のHYVET試験を既にCMEC-TVで見ることができるし[10]，後者は2010年10月からサービスが開始され，2014年12月現在400以上の論文情報が手に入る。ぜひアクセスしてみてほしい。

患者中心の医療の方法
― 解釈モデルを手がかりに信頼関係を構築し共通基盤をつくる

Point
- 疾患中心のアプローチには限界がある
- 患者中心の医療の方法は6つのコンポーネントからなる臨床技法である
- 解釈モデルを引き出し，全人的にアプローチすることで信頼関係を構築する
- その上で共通基盤を見出し現実的な判断をする

疾患中心の医療に付け加えて

「患者中心の医療の方法」は疾患中心の医療と対比して名付けられたもので，明確に定義付けられた臨床技法である[11]。疾患中心の医療にちょっとした技を付け足すと格段に医療の質が上がる。ここではそれをお示ししたい。

医療面接の基盤

Coleは医療面接を，「患者を理解するための情報収集」「患者の感情面への対応」「治療と患者教育と治療への動機づけ」の3つの軸で，医療面接の役割を述べている[12]。特に最初の2つが重要である。情報収集のためにはより良い関係構築が必要であるし，より良い関係構築のためには患者からの情報収集が不可欠で，この2つの軸は生態学的関係にあるという点が重要である。

解釈モデル

情報収集は疾患に関する情報だけでなく，患者自身の思いを引き出すことが重要である。これを「解釈モデル」と呼ぶ。解釈モデルを引き出すには，以下の解釈，期待，感情，影響の4つについて質問するとよい。
- 解釈：ご自分では今の状態をどのように考えていますか
- 期待：何か希望の検査や治療がありますか
- 感情：特に心配なことがありますか
- 影響：日常生活にどんな影響がありますか

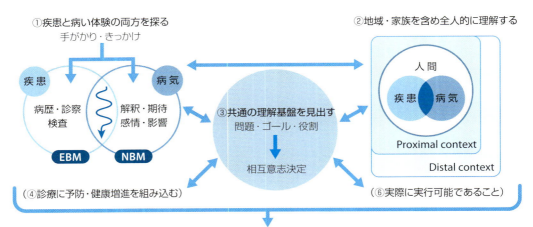

図2 ● 患者中心の医療の全体像

　情報収集と関係構築の2つの基盤に立って，患者の思いを十分に引き出し（解釈モデル），信頼関係をつくりながら（関係構築），より良い医療を提供したい。こちらの意見（疾患に関するアプローチ）を押し付けるのではなく，患者と共通基盤を探って，現実的な対応をすることが重要である。その際のアプローチを定式化したものが，「患者中心の医療の方法」である。この手法は，日本語訳のある前版では以下の6つのコンポーネントからなっていたが，原書の最新版[13]では④⑥を除く4つのコンポーネントになっている（図2）。

①疾患と病い体験の両方を探る
②地域・家族を含め全人的に理解する
③共通の理解基盤を見出す
（④診療に予防・健康増進を組み込む）
⑤患者・医師関係を強化する
（⑥実際に実行可能であること）

　2014年版では①に若干の変更があり，疾患と病い体験に加え「健康」が付け加えられているが，全体の枠組みに大きな変更はない。
　実際にどう使うのかを，前述のEBMの項で取り上げた症例をもとにみていく。

疾患中心のアプローチ

　EBMの項で取り上げてきた症例（☞p10）について，これまでのエビデンスをふまえると，血圧を下げることで脳卒中の予防効果はある程度期待できる。ただ，下げすぎ

の危険が観察研究の結果から疑われる。10年前からということであり，慌てて降圧薬を処方しなくてもいいかもしれない。

　しかし，これだけで判断しては患者との関係構築が不十分となり，治療を受け入れてもらえないかもしれない。そこで，解釈モデルを引き出し，全人的なアプローチを追加する。

患者中心の医療の方法

解釈モデルで病い体験を引き出し，全人的にアプローチする

　10年間，放置した高血圧をなぜ今ごろになって気にするのだろう？　そこで以下のように解釈モデルを聞いてみる。

医「血圧が高いことで最近心配なことが出てきたのですか？」

患「私自身は特に症状も心配はありません。これまでは，脳卒中でぽっくりいければそれでもいいと思っていました。それがぽっくりいくわけにはいかなくなって…」

医「ご家族のことですか？」

患「実は妻が脳卒中になって入院中なのです。2人で暮らしているので，私がしっかりしていないと」

共通基盤を見出す

医「慌てて降圧薬を投与する必要はないと思いますが，奥さんが脳卒中では大変ですよね。血圧で自分が倒れてしまったらという不安もよくわかります」

患「自分としては薬で血圧を下げたいのですが」

医「ただ，家で落ち着いて測ると血圧が低いかもしれません。1週間ほど自宅で血圧を測ってからでも遅くはないと思います。家での血圧が低いのに血圧の薬を飲むと，倒れてしまうことだってあるのです」

信頼関係の構築

　解釈モデルを引き出して患者の不安を受け止め，その上でどうするかを相談する，という過程に乗れば，最初の関係構築とすればまずまずだろう。この解釈モデルを引き出さずに，「すぐに降圧薬は不要です。自宅血圧を測って1週間後に来て下さい」という疾患中心の対応だけでは信頼関係が構築できず，共通基盤を見出せないところがポイントである。

現実的な判断

医「降圧薬を今日始めるか，来週始めるかは重要ではありません。家での血圧が低いのに慌てて降圧薬を飲んで下がりすぎるのも怖いことの1つです。まずは1週間自宅血圧を測って頂いて，来週に薬を始めるかどうか，決めるということでどうでしょう」

患「今の説明で私もそれが一番いい気がします。来週もう一度お伺いします」

患者中心の医療の方法は，必ずしも患者の希望を受け入れればいいということではない。患者の立場，希望をふまえて，最善の医療を提供することである。

慢性疾患患者や禁煙外来に必須の行動科学
― 動機づけ面接を使ってみる

Point
- まず聴くこと
- 行動が変わらない患者を否定せず，受け入れる
- 患者自身の提案を待つ
- 支援は患者から求めがあったときに

症例

67歳，男性。健診で糖尿病を指摘された。1カ月前の健診データによると食後血糖252mg/dL，HbA1c 9.1%である。1年前から糖尿病を指摘されていたが，放置していたという。患者は自分の糖尿病が悪くなっていることはわかっていたし，糖尿病の怖さは1年前に散々聞いたという。

上記のような患者の生活指導に関してどう対応すればよいだろうか。行動科学の手法を基盤にアプローチの方法を考えてみたい。

支援を必要としているのは誰か

　糖尿病についていくら知識があってもうまくいかない患者がいる。「わかっちゃいるけどやめられない」状態である。そういう患者に対し，情報を伝えたのだから実行できるかどうかは患者の責任だ，という医者がいる。しかし，頭でわかれば良くなる患者なら，医者がいなくても勝手に良くなっていくだろう。情報を手に入れるだけで良くなる患者と情報を手に入れても良くならない患者，誰かの助けを必要としているのはどちらの患者であろうか。

　答えは自明である。情報を手に入れても良くならない患者こそ支援を必要としている。その支援者の1人として，医者も名乗りを上げるべきだ。そこが本項のスタートである。行動科学は，「わかっちゃいるけどやめられない」患者の行動を変えるための患者支援の1つの方法である。

動機づけ面接

「わかっちゃいるけどやめられない」患者に対するアプローチとして，「動機づけ面接」という方法がある。まず①患者の話に耳を傾け，②それを認め，支持し，③患者自身に自己評価をしてもらい，④自分自身で目標を設定させる—という4つのステップからなる方法である（表6）。

この4つのステップで，先ほどの症例へのアプローチを考えてみよう。

表6 ● 動機づけ面接の4つのステップ

step1	病気に対する思いを聴く
step2	認める・支持する
step3	自己評価をしてもらう
step4	自分自身で目標を設定させる

step1．聴く

まず患者の言い分を聴いてみる。そのときに，「なぜこの1年間放っておいたのか」というような聴き方でなく，もっと中立の立場で，あるいはうまくできなかった患者寄りの立場で聴いてみる。前回の解釈モデルを引き出すのと同じである。決して責めてはいけない。多くの場合，患者は普通のことを言っているにすぎない。たとえば以下のようなことである。

「酒を毎日がまんして生きていても仕方がないし，うまいものを食えないくらいなら死んだほうがましだ」

ある面では普通のことである。その普通のことは否定せず，正直に言ってもらうことがまず重要である。

step2．認める，支持する

責めないだけでなく，うまくいかない状況を認め，支持することが次のステップである。あえて以下のように答えてみる。

「酒が飲めるかどうかはとても大事だし，好きなものがたくさん食べられることも生きがいの1つですよね。それはよくわかります」

step3．自己評価してもらう

自己評価で「100点だ」と言われたら，どうすればいいだろう。それならそれで，その100点を認めることは重要である。ただ次のように聞き返してみてはどうだろう。

「糖尿病が良くなった上で，酒が飲めてうまいものが食べられれば何点くらいですか」

多分5点や10点は上がるだろう。つまり，どんな自己評価をされても，「それより10点アップするために何かやれそうなことはありますか」，そう聞いてみる。逆に「0

点」と答えるようなら，まずは3点とか5点を目標にすればいいのである。

step4. 自分自身で目標を設定させる

　ここでも「食べ過ぎたり，飲み過ぎたと思うことはありますか」と聴いてみるといい。まったくないという人はいない。少しでも飲み過ぎや食べ過ぎがありそうなら，こう続けてみてはどうだろう。「飲み過ぎ，食べ過ぎを減らすことができれば，それでも少しは良くなるんですよ」

　そこで，「飲み過ぎや食べ過ぎは，減らしたいと思っているんだよね」なんてコトバを患者自身が言うようなら，まず第1関門突破である。それに続けて，飲み過ぎや食べ過ぎの具体的な状況を聞き出して，自分なりの対策を考えてもらい，以下のように目標を設定できればよいのである。

　「飲み過ぎたとか，食べ過ぎたなんて思うことがないくらいには食事に気をつけてみるよ」

支援のタイミング

　聴いて，認めて，自分でやってもらうだけでもうまくいかない。そう簡単に立てた目標は達成されない。自分なりの対策がないからこそ，食べ過ぎているのである。そこでどう支援するかという問題になる。「せっかく目標を自分で立てたのに達成できない」という部分を患者が自覚できれば，そのときこそ支援のチャンスである。自分だけでは目標を達成できない，誰かの助けが欲しい，そういう状況になっている可能性が高いからだ。支援は，患者自身が支援をしてほしいと思ったときに差し出すことが重要である。支援を必要と感じていない患者への支援をおせっかいという。

　そこで次のように支援の手を差し伸べてみる。「あまりうまくいかなかったようですが，私に手伝えそうなことがありますか。食事や運動についてお役に立てる方法をお伝えできるかもしれません」

　ぜひ，動機づけ面接を使ってみてほしい。その効果は予想以上のものであるというのが筆者の実感である。

倫理的な問題をどう考えるか
—4分割表を使って

Point
- 医者と患者ですべてを決めていいわけではない
- 医者と患者以外のことも考慮するところに倫理の問題分析の核心がある
- 風邪薬の投与は倫理的に大きな問題をはらむ
- 倫理の問題は日常診療の中にも深く潜在している

診療所医師にとっての倫理的問題

　　診療所医師も日々倫理的問題に直面している。しかし，あまりそれを自覚していない場合が多い。たとえば以下のような状況である。

発熱を伴う明らかな風邪症候群に解熱鎮痛薬を投与した

　　上記の行為のどこに倫理的な問題がはらんでいるのか，考えてみよう。

患「解熱鎮痛薬が欲しいのですが」
医「症状を緩和するために解熱鎮痛薬を出しましょう」

　　ここに何の問題もないように思われる。
　　それでは，以下の例ではどうだろうか。

患「肝移植をしてほしいのですが」
医「臓器が手に入り次第手術しましょう」

　　ここに倫理的な問題があるということに異論はないだろう。しかし，この2つには共通する倫理的な問題がある。それを以下に示したい。

解熱鎮痛薬による患者と社会の負担

　　風邪症候群は放っておいても自然に治癒する。自然に治癒する疾患に対して，薬を投与することによって何か問題が起きるとしたら，そのような治療が倫理的に許されるだろうか。たとえば，非ステロイド系解熱鎮痛薬のために胃潰瘍になり，出血性ショックに至る，という可能性だってある。その場の症状が軽くなるというメリットに対し，可能性は低くても胃潰瘍による出血性ショックという副作用がある。ましてや，そこにかかる医療費は，自己負担分を除けば保険医療費である。解熱鎮痛薬を使わなければ，その後にかかった医療費は自己負担，保険負担ともにすべてかからずに済ん

だはずである。これは十分倫理的な問題といってもよいのではないだろうか。

以前，風邪症候群に投与されたジクロフェナクによるStevens-Johnson症候群を経験した。ジクロフェナクを投与されていなければ治癒していた可能性が高い患者である。処方したほうが医療機関の収入は増すが，ここには，医療費が高くなる，さらに副作用が出れば本来不要な医療費がかかる，という社会的な問題がある。風邪薬の処方でさえ，患者に無用な負担を強い，社会に大きな負担をかけるという倫理的な側面を持つことが明らかだろう。

臨床倫理の定義

上記のような例から考えると，臨床倫理の問題とは以下のように定義するとすっきりする。

「医者と患者だけで決めることが不適切で，周囲の状況も考慮し，社会的正義や公正性を考慮する必要がある問題」

法律や世の中のコンセンサスがなければ，ドナーとレシピエントの同意だけで移植ができないのと同様，薬を欲しがる患者と処方をする医者だけで決めてはいけない部分がある。副作用とコストについての考慮が足りないところでは，常に倫理的な問題が生じている。ただ，風邪に解熱鎮痛薬を処方するという医療は，慣習的にも社会的にも根付いているため倫理的な問題が顕在化しにくい。しかし，倫理的な問題が顕在化しにくいというのは，倫理的な問題がないこととは違う。そういう日常的に潜在する倫理的な問題に目を向けるというのは，診療所医師の大きな役割ではないだろうか。

4分割表による問題の分析

このような倫理的な問題を分析するツールとして，倫理の4分割表がよく用いられる（**表7**）。

上段左が医学的適応，上段右が患者の意向である。医者が適応ありといい，患者が望めば倫理的に問題がないというわけではなくて，下段左のQOLを考慮した幸福の追求の点で問題をとらえ直し，下段右の周囲の状況を考慮した，医師・患者以外の利害関係者の問題，経済性などの社会的な公正性の問題の分析を追加し，臨床倫理の問題を分析するという方法である。詳細については，成書を参考にして頂きたい[14]。

あらゆる臨床上の問題は倫理的問題をはらむといったほうがいい。日々何気なく行っている診療行為の倫理的側面について，一度徹底的に振り返ってみる必要があるのではないだろうか。

表7 臨床倫理の分析のための4分割表

医学的適応 恩恵, 無害の原則	患者の意向 自己決定の原則
診断 治療 予後 医学の効用とリスク 無益性	判断能力, 自己判断 インフォームドコンセント 治療（介入）中止の不利益 治療（介入）の拒否 事前の意思表示 代理決定
QOL 幸福の追求の原則	周囲の状況 公正と効用の原則
QOLの定義と評価 誰がどのような基準で決めるか 偏見の危険 何が患者にとって最善か QOLに影響を及ぼす因子 生命維持についての意思決定	家族, 利害関係者 守秘義務 経済的側面, 公共の利益 介護負担 診療形態, 施設の方針 法律, 慣習 宗教 その他

高齢者の評価に必須の高齢者総合評価の方法
—この患者はどんな患者か

Point
- どんな病気を持っている高齢者か，という視点はそれほど重要ではない
- どんな生活をしている高齢者か，という視点でみる
- ADL，iADL，認知機能，社会的支援について評価する
- 医療行為を生活者の支援という視点でとらえ直す

生活者としての高齢者

この患者はどんな患者ですか，と言われたらどう答えるか。「高血圧の患者です」「糖尿病の患者です」「骨粗鬆症の患者です」。そう言っても実際の患者像が描けるわけではない。こういう説明で患者のことをわかったつもりになっているのは，医者くらいのものである。まったく症状なく降圧薬を飲んでいる患者もいれば，寝たきりで降圧薬を飲んでいる患者もいる。ここでは，個別の患者を理解するため，医学的評価に生活レベルでの評価を付け加えた高齢者総合評価（comprehensive geriatric assessment：CGA）[15]についてお示ししたい。

CGAの4つのステップ

CGAは，①ベースラインの評価，②専門家による病歴聴取と身体診察，③問題点の整理，④介入—という4つのステップからなる。ここではこのうち①のベースラインの評価に焦点を当て解説するが，あくまで高齢者の評価は問題解決のための手段にすぎない。この評価を臨床現場でどう使うのかを考えながら，お付き合い願いたい。

ベースラインの評価

まず，その高齢者がどんな生活をしているかを日常生活動作（activities of daily living：ADL），道具的日常動作（instrumental activities of daily living：iADL），認知機能，社会的支援の4点で評価する。

ADLは，dressing（着替え），eating（食事），ambulating（移動），toileting（排泄），hygiene（衛生）の5つで評価し，これらの頭文字をとってDEATHと覚えるとよい。

表8 ● ADLとiADLの評価

ADL = DEATH	iADL = SHAFT
D Dressing	**S** Shopping
E Eating	**H** Housework
A Ambulating	**A** Accounting
T Toileting	**F** Food preparation
H Hygiene	**T** Transport

iADLは，shopping（買い物），housework（家事），accounting（金銭管理），food preparation（炊事），transport（外出）の5つで，SHAFTと覚える（**表8**）。

認知機能の測定は長谷川式認知症スケールが標準だが，忙しい外来では時間がかかりすぎる。その場合には，時計描画テスト[16]と無関係な3単語記憶の組み合わせ（例：猫，電車，さくら）でスクリーニングする方法もある。この2つを組み合わせれば感度99%と報告されている[17]。

社会的支援については，介護保険の認定，障害者の認定などのフォーマルなものと，家族や地域におけるインフォーマルなものの2つに分けて整理する。特に重要なのは家族の介護力である。評価には宮森らの在宅介護スコアが役立つ[18]。

上記のように問題点を整理すると，目の前の患者がどんな生活を送っているのかがいくらかは明らかになるだろう。そして患者の生活が見えてくる中で，どんな医療や介護のサービスが必要か見えてくる。

医者が取り扱う疾患に対する介入は，そのほんの一部にすぎない。疾患が現在の生活や今後の生活に及ぼす影響を考え，保健，医療，介護，福祉のスタッフと協力しながら個別の対応方法を考える必要がある。

リアルな患者像

疾患ベースでは「高血圧の患者」としか言われない患者を，高齢者総合評価の枠組みで評価すると，リアルな患者像が浮かび上がってくる。その一例をお示しする。

> **症例**
> 88歳，男性。10年前から降圧薬を服用中。着替え，食事，外出，排泄，入浴，洗顔（ADL）は自立しているが，買い物，家事，炊事（iADL）は自分ではもともとやったことがない。お金の管理も妻にまかせっきりである。外出は，自宅の周りを散歩するくらいで，交通機関を利用することはほとんどない。

> 外出するとしても妻が一緒である。玄関先の数段の階段を下りるのが最近怖くなって，外出が減る大きな原因となっている。
> 　長谷川式認知症スケールで23点，時計描画テストは10時10分の時計を描くことができる。83歳の妻と2人暮らしで，妻は7年前に大腸癌での手術の既往があるが，今は問題なく外来通院もしていない。近所付きあいは少なく，60歳になる息子が1人いるが，遠方で年に1〜2度帰省するのみである。介護保険の認定は受けていない。

　まだまだ生活者としての高齢者像としては十分ではないかもしれない。しかし「高血圧の患者」とはまったく異なった表現法だということに異論はないだろう。このような記述を見ると，高血圧の有無も大きな問題ではない。何の疾患も持たない高齢者であっても，総合評価をすべきかもしれない。

研修医を受け入れたときの教育技法
―1カ月の地域医療研修を例に

Point
- 研修医のニーズもふまえて目標設定する
- 目標に沿って,役割を与え実際に研修する
- 日々研修を振り返り,こまめに評価・フィードバックをし,終了時には30分ほどの面談をする

研修医がやってきた

　将来は精神科医になりたいという初期研修医が,1カ月の地域医療研修で診療所にやってきた。この研修医に診療所での地域医療研修を提供する場合の実際を,表9のような手順でお示ししよう。

表9 ● 初期研修医の研修の流れ
① 研修目標の設定
② 現場での研修,研修の日々の振り返り
③ 必要であれば目標の修正
④ 終了時の振り返り

目標を設定する

　まず研修医のニーズを引き出しながら,指導医が研修してほしいと思うことと,厚生労働省が示す目標[19]の3者をすり合わせながら,この1カ月の研修目標を個別に設定することから始める。ここで研修医自身の希望を引き出し,目標の中に組み入れるところがポイントである。個別のニーズを考慮することで,こちらが提供したい研修や,厚生労働省の目標も受け入れやすくなる。糖尿病の患者教育に対する動機づけ面接と同じである。患者自身に目標を設定させるように,研修医自身に目標を設定させるのである。

　研修医と相談の上,以下のように目標を設定した。
- 診療所外来において頻度の高い精神疾患患者が,どんな主訴で訪れ,どうアプローチするか研修する

- 在宅患者を担当し，生活面から患者の問題を整理する
- 地域における診療所の役割についてまとめる

研修する

　目標に沿って，現場の体験と振り返りによって研修する。ただ体験させるだけでは，あっという間に1カ月が過ぎてしまう。体験の後，個人での振り返りと，指導医との振り返りをセットにすることで研修の深みが増す。単なる見学であっても，見学したことについて研修医に問いかけ，感想を引き出すなど振り返る時間を少しとるだけで，研修医の大きな気づきにつながることがある。

　また，見学にしろ，実際に診療するにしろ，最初に立てた目標に沿って，外来で精神疾患を疑う患者を割り当て，在宅患者の担当を決め，研修終了時には地域における診療所の役割についてレポートを提出させることを告げ，現場の研修を開始する。

　外来，訪問診療とも，患者の了解が得られれば，研修医の担当患者を明確にする。見学だけになるとしても，見学後に疑問点について自己学習し，その結果を指導医に報告させ，勉強の結果を実際の患者に利用するなど，できる限り明確な役割を与える。見学で問題がなければ，目標に沿って，全身倦怠，不眠などの初診患者で了解を得た上で，病歴聴取，診察をしてもらう。これがクリアできれば，ほかの初診患者も病歴聴取と診察までは任せることができるかもしれない。さらに患者によっては診断計画，治療計画を任せるレベルまで研修できるかもしれない。

　最初は見学で始めるにしても，1週目，2週目と徐々にステップアップして高いレベルの研修ができることを，はじめに話しておくのも研修医の動機づけになる。ただそのためには，研修状況をよくモニタリングしてステップアップできるかどうかチェックする必要がある。

現場で評価する

　評価というと大変な感じがするが，ときどき声をかけ，こまめに見学の内容や診た患者について，1〜2分でもいいので研修医と話をしてみる程度で十分だ。昼ご飯を食べながら，または帰宅前のちょっとした時間を使えばよい。そのときに，研修目標を変更したほうがいいような場合があれば，研修医と相談の上，目標の変更や追加を行う。

　指導医に余裕があれば，研修医が実際に患者を診察する場面に同席し，一定のチェックポイントで研修医の現場の姿について評価し，良い点，悪い点，改善の方法などについてフィードバックするとよい。

振り返って評価する

　研修最終日には30分くらい時間をとって研修医と面談できるとよい。そのときには，表10に示すような手順で印象に残った出来事と患者について研修医から聞き出し，そのときに指導医自身が思い出した患者，似たような経験についてフィードバックする。

　単に印象に残ったというだけの患者が，面談時の指導医のちょっとした一言をきっかけに，思いもかけない具体的な学びとして自覚されることもある。こうした振り返りの具体例については別に報告した[20]。

表10 ● 印象に残った患者や出来事にフォーカスを当てる際の質問

- 何が身に付きましたか，学べましたか
- それはどのような研修で身に付きましたか，学べましたか
- 身に付いたことで，学んだことで何が変わりましたか
- 今後それはどのように使えそうですか
- それをどのように他人に伝えますか

文献

1) Kendrick D, et al : Radiography of the lumbar spine in primary care patients with low back pain : randomised controlled trial. BMJ. 2001 ; 322(7283) : 400-5.
2) Meinert CL, et al : A study of the effects of hypoglycemic agents on vascular complications in patients with adult-onset diabetes. II. Mortality results. Diabetes. 1970 ; 19(Suppl) : 789-830.
3) 東邦大学・医中誌 診療ガイドライン情報データベース [http://guideline.jamas.or.jp/]
4) Minds ガイドラインセンター [http://minds.jcqhc.or.jp/index.aspx]
5) 日本高血圧学会：高血圧治療ガイドライン2014．ライフサイエンス出版，2014, p89-90. [http://www.jpnsh.jp/data/jsh2014/jsh2014v1_1.pdf]
6) 日本高血圧学会：高血圧治療ガイドライン2009．ライフサイエンス出版，2009, p72.
7) PubMed [http://www.pubmed.gov/]
8) Musini VM, et al : Pharmacotherapy for hypertension in the elderly. Cochrane Database Syst Rev. 2009 ; 7(4) : CD000028.
9) 名郷直樹：ステップアップEBM実践ワークブック．南江堂，2009, p196.
10) CMEC-TV [http://www.cmec.jp/]
11) モイラ・スチュワート：患者中心の医療．山本和利，監訳．診断と治療社，2002, p29-36.
12) Steven A, Cole：メディカルインタビュー―三つの機能モデルによるアプローチ．第2版．飯島克巳，他，訳：メディカル・サイエンス・インターナショナル，2003, p1-3.
13) Stewart M, et al : Patient-Centered Medicine : Transforming the Clinical Method. Radcliffe Medical PR, 3th ed. 2014. p3-17.
14) 赤林　朗，他，監訳：臨床倫理学―臨床医学における倫理的決定のための実践的なアプローチ．新興医学出版社，2006.
15) スローン JP：プライマリ・ケア老年医学．藤沼康樹，訳．プリメド社，2001, p26-50.
16) 河野和彦：痴呆症臨床における時計描画検査の有用性．バイオメディカル・ファジィ・システム学会誌．2004 ; 6(1) : 69-79.
17) Scanlan J, et al : The Mini-Cog : receiver operating characteristics with expert and naïve raters. Int J Geriatr Psychiatry. 2001 ; 16(2) : 216-22.
18) 宮森　正，他：在宅介護スコアによる家族介護力評価と在宅ケア支援（解説）．癌と化療療法．2009 ; 36(Suppl I) : 33-5.
19) 厚生労働省　臨床研修の到達目標 [http://www.mhlw.go.jp/topics/bukyoku/isei/rinsyo/keii/030818/030818b.html]
20) 名郷直樹：上手な振り返り，やる気を引き出すかかわりとは 医学教育の現場から．看護管理．2010 ; 20(4) : 312-4.

第2章
その場の1分,その日の5分

Case 1 降圧薬はやめられるか？

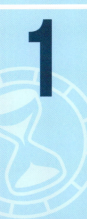

70歳の男性。5年前から降圧薬（Ca拮抗薬単剤）を服用している。最近，血圧が低めなので降圧薬をやめることはできないだろうかと，ある日の外来で質問してきた。
「血圧の薬は一度始めるとやめられないと聞いたんですけど，やはりそうなんでしょうか？」

これまでの診療での対応

まず，今の時点での皆さんの対応を確認しておこう。

選択肢
① 降圧薬は中止せず継続する
② 降圧薬の中止を試みる
③ 勉強してから考える

筆者自身の勉強以前の対応

「血圧の薬は続けたほうがいいと思いますよ。せっかくうまくコントロールできていますし，年をとればどちらかというと血圧は上がっていくものです。やめてもいいですけど，また飲まないといけなくなると思いますよ」

その場の1分

今日はいつになく外来が多く，1分の勉強の暇もなかったので，これまで通り降圧薬を継続した。しかし，この1週間のうちに勉強して，次回もう一度相談しようと患者には話した。

その日の5分

UpToDate*（図1）を見てみる。Overview of hypertension in adults というトピックの中にDiscontinuing therapyという項目があり，以下のような記述がある。

'Several studies that have evaluated the effect of discontinuation of treatment have shown that between 5 and 55 percent of patients remain normotensive for at least one to two years'

「治療中止の効果を検討した研究では，5～55％の患者で少なくとも1～2年間正常血圧の持続を示している」

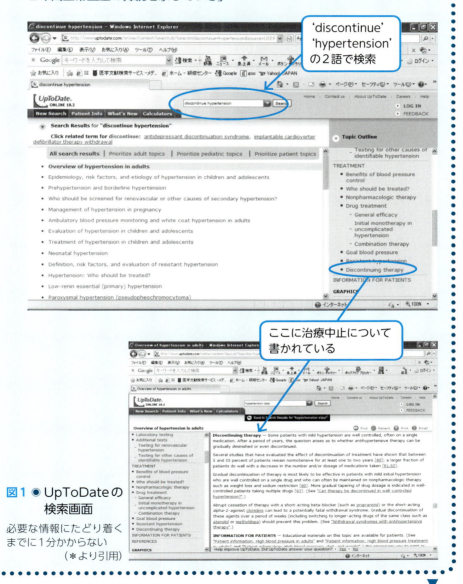

'discontinue' 'hypertension' の2語で検索

ここに治療中止について書かれている

図1 ● UpToDateの検索画面
必要な情報にたどり着くまでに1分かからない
（*より引用）

Case 1　降圧薬はやめられるか？

さらに，'Gradual discontinuation of therapy is most likely to be effective in patients with mild initial hypertension who are well controlled on a single drug and who can often be maintained on nonpharmacologic therapy such as weight loss and sodium restriction'「緩徐な治療中止は，体重が減少し，塩分制限がなされ，単剤でコントロールされている軽症の高血圧患者では有効かもしれない」

＊：UpToDate [http://www.uptodate.com/]（1年契約で＄495，研修医は＄195）'discontinue' 'hypertension' の2語で検索。目的の項目にたどり着くのに1分弱。

その後の診療

さて次の外来では，患者にどう対応すればよいのだろう。

「そういえば，この患者さんは5年前と比較すると5kg以上体重が減っているし，単剤で良好なコントロールが得られている。まず用量を減らし，隔日投与に変更し，徐々にやめてみるのも1つのやり方だ。次回の外来で患者さんに提案してみよう」

それ以外にも変わったことがある。今までに比べて，診療後に勉強する時間が5分増えた。わかったつもりになっていることについての勉強は重要だということがわかった。診療しながらの勉強のきっかけがつかめたかもしれない。

勉強内容のまとめ

✏ 降圧薬を中止しても5〜55％の患者で正常血圧を維持したという研究があった。コントロールが良い患者であれば徐々に降圧薬を減量してみてもいいかもしれない。

✏ 体重が減少し，減塩ができており，単剤でコントロールされている患者では，中止を試みるべきかもしれない。

解答 場合によっては ③ → ②

Case 2 A型肝炎は劇症化しない？

　55歳の男性。血尿が出たとのことで来院。2日前から発熱，全身倦怠感あり。その後，血尿の状態が続いているという。血尿の色を聞くとコーラのような色で，食事内容を聞くと，1カ月ほど前に生牡蠣を食べたという。

　発熱のフォーカスを疑う呼吸器症状，尿路症状，消化器症状はない。健診は毎年受けているが，肝酵素の上昇を指摘されたことが何度かある。肝炎ウイルスは陰性で，輸血歴，肝疾患の家族歴はない。1日2～3合の飲酒がある。身体診察上，黄疸はなく，肝臓の腫大ははっきり指摘できない。腹部の圧痛もない。肝硬変を疑う所見もない。

　A型肝炎を疑い，患者にその可能性について話し，中核病院への紹介を提案したところ，「入院になる可能性が高いですか」と質問された。できれば入院は避けたいとのことらしい。

これまでの診療での対応

　まず，今の時点での皆さんの対応を確認しておこう。

選択肢

① 紹介・入院を勧める
② 採血，エコーを追加し検査結果で判断する
③ 診療所の外来で経過を見る
④ 勉強してから考える

筆者自身の勉強以前の対応

「A型肝炎は劇症化といっても，生命に影響を及ぼすような肝炎になる確率はきわめて低いです。外来通院で経過を見るのも十分可能と思います。今から腹部の超音波検査と血液検査，尿検査を追加し，その結果を待って，とりあえず外来で様子を見る手もあります。紹介する場合は，紹介先の病院の方針もありますから，入院を勧められる可能性もあります。ただその場合にも，できるだけ外来で治療をしたいという希望があることを紹介状には書いておきます」

その場の1分

外来は混んでいて，待ち時間は30分以上になっているが，患者には尿検査をすることを告げ，とりあえず1分勉強してみる。

▼DynaMed*を検索する

'hepatitis A'で検索し，prognosisの項目を読むと以下のような記載がある（図1）。

'・usually benign, self-limited, usually resolves spontaneously in 2-4 weeks (with symptomatic treatment and complete abstinence from alcohol) ; mortality of 0.1-1%, fulminant hepatitis rarely fatal ; IgG lifetime immunity

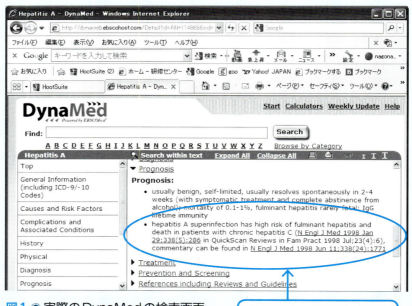

図1 ● 実際のDynaMedの検索画面
予後の項目に記載あり　　　（*より引用）

C型肝炎との重感染は劇症化のハイリスクと記載

• hepatitis A superinfection has high risk of fulminant hepatitis and death in patients with chronic hepatitis C (N Engl J Med 1998 Jan 29；338(5)：286)'

　この患者は，C型肝炎の可能性は低いから大丈夫そうだ．しかし，A型肝炎が劇症化しないというのは，ベースに肝疾患がない場合のことだということが初めて明確になった．

　この患者はアルコール多飲があり，アルコール性の肝障害がベースにある可能性があるが，その場合の劇症化についての記載は見つからない．既に1分を過ぎており，勉強はいったんこれで打ち切る．

＊：DynaMed [http://www.ebsco.co.jp/medical/dynamed/]（1年契約で＄350，研修医は＄250）
　'hepatitis A'で検索．目的の項目にたどり着くのに10秒．

その後の診療

　検尿の結果，ウロビリノーゲンは±であった．腹部エコーを行ったところ，脂肪肝の所見はあるが，急性肝炎を疑う所見や，肝硬変を疑う所見もない．胆石も認めない．A型肝炎とは必ずしも言えない所見である．A型肝炎の診断自体がはっきりしない．

　急性肝炎のエコー所見についての感度・特異度を調べたいところだが，患者の待ち時間を考え，これ以上の勉強は断念し，患者とどうするか相談する．

　この患者では，B型肝炎，C型肝炎，その他の慢性肝疾患が基礎にある可能性は低く，明日までに劇症化する危険は少ないと考えた．入院はできるだけしたくないという患者の要望を受け入れ，肝酵素，HB抗原，HC抗体を含め血液検査を追加して，明日の外来受診を指示した．

その日の5分

DynaMedに引用されているNEJM誌の論文の抄録までたどってみると，以下のような記述に当たる．

'Twenty-seven patients acquired HAV superinfection, 10 of whom had chronic hepatitis B and 17 of whom had chronic hepatitis C. One of the patients with chronic hepatitis B, who also had cirrhosis, had marked cholestasis (peak serum bilirubin level, 28mg

> per deciliter [479μmol per liter]); the other nine had uncomplicated courses of hepatitis A. Fulminant hepatic failure developed in seven of the patients with chronic hepatitis C, all but one of whom died.'
>
> 　B型肝炎やC型肝炎があると重症化の可能性がかなり高い。B型肝炎での結果は明確でないが，肝硬変を合併した1人で重症化したとある。それに対しC型慢性肝炎では，7人/17人で劇症化したとある。単なるハイリスクというレベルではない。C型肝炎の患者でA型を疑ったら必ず入院させ，厳重にフォローすべきである。
>
> 　A型肝炎はほとんど劇症化しない，というなんとなく知っていた知識が，「その場の1分，その日の5分」で，かなりバージョンアップされたことを実感した。
>
> 　また，尿中ウロビリノーゲンや腹部エコー所見の感度・特異度についても勉強してみたが，感度・特異度についての情報は得られなかったので，今日はこれで帰ることにする。

患者のその後

　その後の検査で，肝酵素が4桁に上昇，hepatitis A IgMの結果は陽性であった。外来フォローのまま2カ月後，肝機能は正常化した。

勉強内容のまとめ

- A型肝炎で劇症化のリスクは0.1～1%である。
- B型肝炎，C型肝炎がベースにある場合は劇症化に注意する。
  B型肝炎：肝硬変を伴う患者で総ビリルビンが28mg/dLまで上昇した症例あり。
  C型肝炎：7人/17人で劇症化。

解答　C型陰性で一安心　④→②→③

Case 3 潜在性甲状腺機能低下症は治療すべき？

　55歳の女性。健診で高コレステロールを指摘され，外来を受診した。51歳で閉経し，冠動脈疾患のほかの危険因子はない。本人から症状の訴えはないが，こちらから個々の症状を聞いたところ，便秘，寒がりがあった。甲状腺機能を検査した結果は，TSHが高値で，FT_3・FT_4を追加検査したが正常範囲内であった。潜在性の甲状腺機能低下症と診断した。

これまでの診療での対応

まず，今の時点での皆さんの対応を確認しておこう。

選択肢

① 甲状腺の専門医へ紹介・入院を勧める
② 採血，エコーを追加し検査結果で判断する
③ FT_3，FT_4 に異常がないので外来で経過を見る
④ 勉強してから考える

筆者自身の勉強以前の対応

　「甲状腺のホルモンには異常がありませんから，3カ月後に再検査しましょう。ただ，便秘の悪化，むくみ，皮膚のカサカサ，声がれなどが出てくるようなら受診して下さい」

その場の1分

今日の外来は比較的空いている。「甲状腺のエコーをしますから，しばらくお待ち下さい」と患者に告げ，とりあえず1分勉強してみる。

▼日本のガイドラインはないか

東邦大学・医中誌 診療ガイドライン情報データベース[*1]で検索してみる（図1）。2003年の『甲状腺機能低下症の診断ガイドライン』というものが出てくるが，原文にはアクセスできない。また，2003年とやや古いので，UpToDateで探してみる。

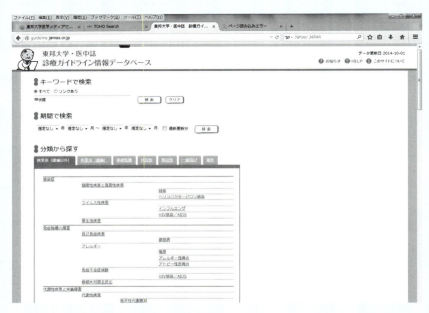

図1 ● 診療ガイドラインの検索画面
このページで日本のガイドラインのほぼすべてが網羅されている　　　（*1より引用）

▼UpToDate[*2]で検索する

'Subclinical hypothyroidism'で検索すると，Subclinical hypothyroidismというトピックが出てくる（図2）。治療の部分を見ると，以下のような記載がある。

'Based upon the natural history alone, one might argue that treatment should be started to prevent progression to overt hypothyroidism, particularly in patients with serum TSH values 10 mU/L. The treatment of patients with TSH values between 4.5 and 10mU/L remains controversial, as randomized trials have not shown a consistent

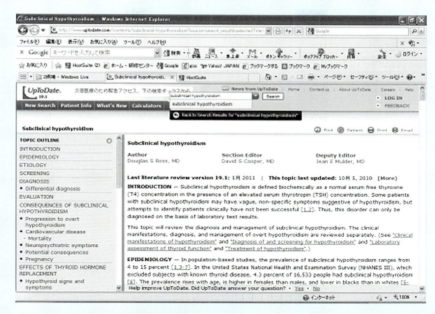

図2 ● UpToDateの検索画面
潜在性甲状腺機能低下症で1章が割かれている　　　　　　　　　　（*2より引用）

benefit with treatment.'
　TSHが10を超えるようなら治療を始めるべきだという議論がある，というような微妙な記載である．この患者はそれに該当する．必ずしも放置してフォローという方法だけでなく，今日から治療を開始するという手もある．と言っている間に外来患者が増えていて，既に5人待ちの状態．これ以上の勉強はやめて，患者のエコーを行う．甲状腺に異常所見はない．

*1：東邦大学・医中誌　診療ガイドライン情報データベース [http://guideline.jamas.or.jp/]
*2：UpToDate [http://www.uptodate.com/]

その後の診療

　一過性の甲状腺機能低下症の可能性がまったく否定できたわけではないので，TSHが10mU/Lであったが，治療は開始しなかった．コレステロール値のフォローを含め，これまで通り，3カ月後の外来受診を指示した．

その日の5分

　潜在性甲状腺機能低下症について，TSHが高い場合は治療する選択肢もあることについて，帰る前にもう少し勉強してみる。先ほどはUpToDateの治療の部分を数行読んだだけなので，ほかの部分をもう少し読んでみることにした。

　すると，Progression to overt hypothyroidismの項に以下のような記述がある。

　'In prospective studies with nearly 10 to 20 years of follow-up, the cumulative incidence of overt hypothyroidism ranges from 33 to 55 percent.'

　10年以上経過すると，半分くらいが臨床的な甲状腺機能低下症になるという。さらにMortalityの項には以下のように書かれている。

　'In a meta-analysis of patient level data from 11 prospective cohort studies, the risk of cardiovascular mortality, but not all-cause mortality, increased with higher concentrations of TSH and was significantly increased in participants with TSH concentrations 10mU/L (HR 1.58, 95% CI 1.10〜2.27). (中略)

　In one prospective study included in the meta-analysis, elderly individuals (＞85 years) in the Netherlands with untreated subclinical hypothyroidism actually had a lower rate of cardiovascular and all-cause mortality.'

　85歳を超える高齢者では，甲状腺機能低下患者のほうが，心血管疾患や死亡のリスクが低いというコホート研究があるということである。

　この患者は50歳代と若く，今後，低下症に至る可能性が高いこと，そうならなくても心血管疾患の危険が高いことから，治療を開始するというのも1つの選択肢だと思われた。ただ高齢者に関しては，臨床的な低下症になるには数十年の経過を要し，心血管疾患や死亡のリスクがむしろ低いとのメタ分析もあり，治療しないほうがよいと考えられた。次回，潜在性甲状腺機能低下症の患者に当たったときには，もう少し患者にうまく説明できる自信がついた。

勉強内容の まとめ

- TSH 10mU/L以上の場合は，症状がなくても治療すべきという意見あり。
- 潜在性甲状腺機能低下症のうち33〜55％が10〜20年の間に臨床的な甲状腺機能低下症となる。
- 潜在性甲状腺機能低下症でも，一般住民と比べると心血管死亡リスクが高いというメタ分析がある。
- 85歳を超えるような高齢者では心血管疾患や死亡が少ないというメタ分析がある。

解答 紹介するのもよいが ④ → ③

Case 4 副鼻腔炎に抗菌薬を投与すべきか？

2歳の女児。1週間前より咳，鼻水が続いている。咳は夜間，寝入りばなに多く，鼻水は膿性である。別の診療所で抗ヒスタミン薬，ペニシリン系抗菌薬（アモキシシリン／クラブラン酸）の投与を受けているが，症状が続くため来院した。母親によると，発熱はなく，食欲もあり元気である。中耳炎の既往があるが，耳の痛みは訴えていない。

これまでの診療での対応

まず，今の時点での皆さんの対応を確認しておこう。

選択肢
① 耳鼻科へ紹介
② 副鼻腔の単純X線写真
③ 経過観察する
④ 抗菌薬の変更
⑤ 勉強してから考える

診療所医師にとって小児の感染症は重要なものの1つであるが，その中で中耳炎，扁桃炎，副鼻腔炎は最も頻度の高いものと思われる。今回はそのうち副鼻腔炎の治療について勉強してみた。

筆者自身の勉強以前の対応

筆者自身の勉強以前の対応は，小児の1週間以上続く膿性鼻汁であれば抗菌薬投与を考慮する，というものであった。

その場の1分

予診の段階で1週間の膿性鼻汁という情報があり，診察前に1分勉強してみる。

▼DynaMed*1を検索する

Acute sinusitisの治療の項に小児については以下のように記載がある（図1）。

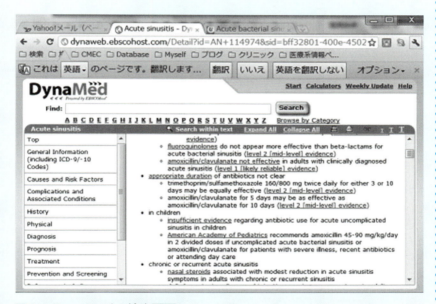

図1 ● DynaMedの検索画面
小児についてコンパクトに最低限の記載があり，1分で十分読める　　　（*1より引用）

'・in children
　・insufficient evidence regarding antibiotic use for acute uncomplicated sinusitis in children
　・American Academy of Pediatrics recommends amoxicillin 45-90mg/kg/day in 2 divided doses if uncomplicated acute bacterial sinusitis or amoxicillin/clavulanate for patients with severe illness, recent antibiotics or attending day care'

Case 4　副鼻腔炎に抗菌薬を投与すべきか？

「小児の副鼻腔炎には不十分なエビデンスしかないけれど，米国小児科学会は合併症がないようであればアモキシシリンの投与，重症例や最近の抗菌薬の投与があればアモキシシリン/クラブラン酸の投与を推奨する」とある。症状の持続期間などについての記載はない。

＊1：DynaMed [http://www.ebsco.co.jp/medical/dynamed/]

その後の診療

DynaMedをここまで読んだところで患者を診察室に呼ぶ。身体診察上も顔面の圧痛はなく，頸部リンパ節腫脹もない。胸部聴診で雑音なく，鼓膜の所見も正常である。鼻粘膜の発赤は強い。診察を嫌がるそぶりはまったくない。母親の話でも，だんだん良くなっているという。前医で処方された抗菌薬は，下痢をしたため1日しか飲ませていないとのこと。

DynaMedでの抗菌薬投与の記載から，抗菌薬の効果について不十分なエビデンスしかない点を重視し，またアモキシシリン/クラブラン酸で下痢をしていることを考え，母親と相談の上，抗菌薬は投与せずこのまま様子を見ることにした。

その日の5分

DynaMedの小児についての記載が少なかったため，帰宅前にUpToDate[＊2]を調べてみた。UpToDateでは，小児の副鼻腔炎の治療で1章が割かれている（図2）。

'Only four prospective placebo-controlled trials regarding the efficacy of antibiotics in the treatment of ABS have been performed in children since 1986' とあり，その4つについて簡単にまとめると，以下のようになる。

- 10～30日症状が続く副鼻腔炎患者を対象に，アモキシシリン，アモキシシリン/クラブラン酸，プラセボを比較したところ，治癒率がそれぞれ67%，64%，43%であった。
- 10～28日症状が続く副鼻腔炎患者を対象に，アモキシシリンまたはアモキシシリン/クラブラン酸とプラセボを比較したところ，治癒率がそれぞれ79%と81%で差はなかった。
- 症状が8日で，抗菌薬の用量が少なく問題のある研究だが，治癒率に差

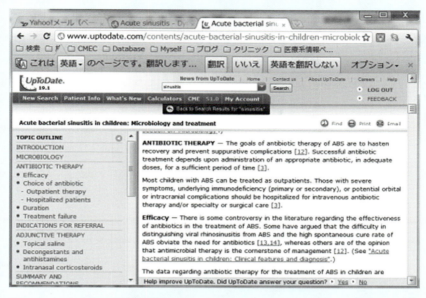

図2 ● UpToDateの検索画面
小児の副鼻腔炎の治療で1章が割かれている　　　　　　　　　　　　　　（＊2より引用）

がないという結果であった。

- 急激な発症，改善なく症状が10日以上持続，初発時に38.9℃の発熱と膿性鼻汁が3日以上持続する重症の副鼻腔炎を対象にして行われ，アモキシシリンまたはアモキシシリン／クラブラン酸とプラセボを比較したところ，治癒率はそれぞれ50％と14％であった。副作用については，下痢がそれぞれ44％と14％に認められた。

最初の研究が中等症，2番目の研究が軽症，4番目が重症と考えると，軽症では，抗菌薬の投与の如何にかかわらず，80％程度が治ってしまうようである。

＊2：UpToDate [http://www.uptodate.com/]

「その日の5分」の意義

　DynaMedとUpToDateを比べると，結論のみを知りたいのであれば，DynaMedを「その場の1分」で使うという戦略はかなり現実的である。ただ，どのような場合に抗菌薬の投与が必要かの判断の手掛かりが欲しいという場合にはDynaMedの記載では不十分で，UpToDateの症状の持続期間や重症度判定のための具体的な記述まで読み込む必要があるだろう。1分で何がしかの判断をした場合に，帰る前の「その日の5分」を付

け加えることの意味が，こういうところで実感される。

次に同じような患者が受診したら

　今回の患者は，軽症で症状の持続も10日に満たない上に，全体的に改善傾向にあったことからすると，抗菌薬を投与しなかったのは妥当な判断と思われた。

　ただ，急激に発症し10日以上症状が持続する場合には，むしろ抗菌薬を投与したほうがよいということも明らかになった。今回の患者も，最初に発熱があり，悪化傾向にあるならば，症状の持続が10日に満たなくても，1週間の時点で抗菌薬の投与を考慮してみるべきだろう。

勉強内容のまとめ

- 小児の副鼻腔炎における抗菌薬の効果については不十分なエビデンスしかない。
- プラセボ群でも治癒率は高く，軽症例では抗菌薬を使用しないという選択も十分にありうる。10日以上症状が持続して初めて投与を考慮すればよい。
- 急激に発症し，悪化傾向にあり，10日以上続くような場合には抗菌薬を投与すべき。
- 抗菌薬による下痢の発生頻度は高い。

解答　勉強しなくても結果は同じかもしれないが　⑤→③

Case 5

小児の中耳炎に抗菌薬を投与すべきか？

　1歳の女児。4日前に手のひらと足底の水疱，発熱で受診，手足口病の診断で経過観察中。2日後には解熱したが，今日になって38℃台の発熱があり再度受診した。全体的にややぐったりしており，右鼓膜の発赤が著明だが，鼓膜の膨隆は認めない。これまでに中耳炎の既往はない。手足口病は治癒傾向にあるが，急性中耳炎を起こしていると診断した。

これまでの診療での対応

　風邪症候群の周辺疾患で，抗菌薬を投与するかどうかの判断をせまられる3つの感染症（扁桃炎，副鼻腔炎，中耳炎）のうち，今回は小児，特に2歳未満の中耳炎について取り上げる。

　まず，今の時点での皆さんの対応を確認しておこう。

選択肢
① 耳鼻科へ紹介
② 経過観察する
③ 抗菌薬の投与
④ 勉強してから考える

筆者自身の勉強以前の対応

発症後すぐであれば抗菌薬は投与せず，対症療法のみで経過観察し，悪化した場合や3日以上たっても改善のない場合にのみ抗菌薬を投与していた。ただ最近，2歳未満の小児の中耳炎に抗菌薬が有効だというランダム化比較試験がNEJM誌に発表されたという情報があり，ぜひこの機会に確認してみようと考えた。

その場の1分

患者の母親には，「あまり食事も摂れていないようですから，尿の検査をしましょう」と告げ，その間に1分勉強してみる。

▼UpToDate*1を検索する

'otitis media'で検索する。小児の中耳炎の治療に1章が割かれている。そこに抗菌薬投与の適応を記したTableがあり，図1のように，6カ月未満なら中耳炎を疑えば抗菌薬投与，2歳未満なら中耳炎が確実なときは抗菌薬投与，2歳以上なら重症のときに抗菌薬投与とある。この患者は1歳だが，鼓膜の発赤のみでは確実な中耳炎というレベルのものではないかもしれない。もう少し本文を読んでみる。

本文には「診断が確実か，診断が不確実でも強い耳痛があるか24時間以上39℃の発熱がある場合には抗菌薬投与」とある。

その部分を読むと，鼓膜の発赤所見のみで診断が不確実だとすると，耳痛がはっきりせず，耳こすりもなく，38℃台の熱がまだ24時間以内であったこの患者では，対症療法と経過観察でもよい気がしてくる。

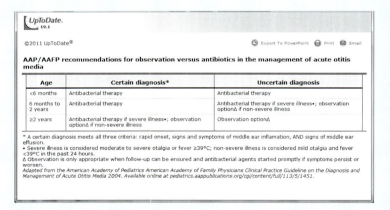

図1 ● UpToDateにおける小児の中耳炎に対する抗菌薬の適応

（*1より引用）

*1：UpToDate [http://www.uptodate.com/]

その後の診療

確実な中耳炎の診断に関する記述と，最近発表されたらしい論文の結果については，1分ではたどり着けなかった。とりあえずここで勉強は終了し，患者と母親を再び診察室に呼び入れた。尿検査の結果が異常でなかったことを説明した。二峰性の発熱であることや，手足口病の罹病期間を含めると4日前から既に中耳炎があった可能性を考慮して，抗菌薬を投与し，3日後の再診を予約した。

ただ，2回目の発熱から24時間以内で，中耳炎の発症のタイミングを2回目の発熱の時点と考えれば，今日のところは対症療法のみにとどめ，明日もう一度外来を受診してもらうという選択肢も十分考えうる。そのあたりが明確になるよう「その日の5分」の勉強を追加したい。

その日の5分

▼帰る前に今度はDynaMed*2で検索する

'otitis media'で検索する。確実な中耳炎の診断基準についてDynaMedに以下の記載があった（図2）。

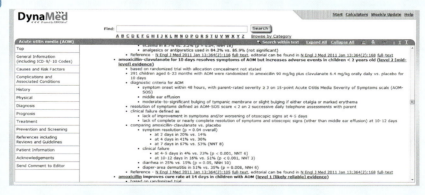

図2 ● DynaMedの検索画面
4カ月前の原著論文が既に引用されている （*2より引用）

- 急性発症
- 中耳の滲出液：鼓膜の膨隆，鼓膜の動きの欠如，滲出液貯留のライン，耳漏
- 中耳の炎症：鼓膜の発赤，明らかな耳痛

また，最近発表されたランダム化比較試験についても，以下の記載が見つかる。

「10日間のアモキシシリン／クラブラン酸の投与は2歳未満の小児の中耳

炎の症状を改善するが，副作用は多い」

さらに，その結果が定量的に表現された部分を見ると以下のようにある（表1）。

表1 ● DynaMedで検索したランダム化比較試験

	1週間後の症状の消失率	副作用（下痢）
アモキシシリン／クラブラン酸	67％	25％
プラセボ	53％	15％
	NNT8	NNH10

NNT：number needed to treat
NNH：number needed to harm

＊2：DynaMed [http://www.ebsco.co.jp/medical/dynamed/]

今後の診療でどう活かすか

6カ月未満は抗菌薬投与，2歳未満は診断が確実（急性発症で滲出液貯留所見と鼓膜の炎症所見が陽性），または診断が不確実でも24時間以上の発熱と耳痛，耳こすりがあるなら抗菌薬投与，2歳以上では重症のときのみ抗菌薬を投与する。それ以外はまず経過を見る。

「とりあえず経過観察」というようなあいまいな方針から，年齢と診断の確実さ，重症度に分けて，かなり明確な方針を立てることができた。

勉強内容の まとめ

- 中耳炎の確実な診断は，液体貯留と鼓膜の炎症所見の両方でなされる。
- 小児の急性中耳炎における抗菌薬の効果については，2歳未満の診断が確実な例ではランダム化比較試験で有効性が示されている。
- この研究の対象患者は診断が確実な中耳炎患者で，鼓膜の発赤のみというような軽症の中耳炎での抗菌薬の効果は明らかでない。
- 抗菌薬による下痢の発生頻度は高い。

解答

2歳未満でも軽症なら抗菌薬なしも選択肢の1つ

④ → ② または ③

Case 6 喉頭蓋炎の診断は？

　17歳の女性。前日から咳，当日になって声が出なくなり，食べ物が飲み込みにくい，息苦しいという症状で20時ごろに来院した（筆者のクリニックは21時30分まで受け付けている）。嗄声はあるが，よだれはなく，くぐもったような声ではない。口腔内に唾液が貯留する所見もない。以前からときどき喘息発作があり，β刺激薬を頓用している。吸入ステロイドは使用していない。これまでの喘息発作とは違い，声が出ないのが心配である。血圧110／64mmHg，心拍数74／分，呼吸数20／分，体温37.5℃，酸素飽和度96％である。
　聴診所見では，肺野全体に吸気終末から呼気にかけての喘鳴を聴取する。喘息発作があると判断し，β刺激薬の吸入による治療を開始した。1回目の吸入を終えたところで呼気性喘鳴は消失したものの，肩甲骨間での吸気性喘鳴が残る。患者も，息苦しさはあまり改善していないという。扁桃腫大のない嚥下痛と嗄声で，喉頭蓋炎の除外が必要と考えた。

これまでの診療での対応

　20時以降にクリニックで診ている患者は，新患，急性疾患がほとんどという状況であり，風邪の周辺疾患が多い。ここでは，1つ間違うと死に至る病気，喉頭蓋炎について取り上げてみた。
　まず，今の時点での皆さんの対応を確認しておこう。

選択肢

① 耳鼻咽喉科へ紹介
② 経過観察する
③ 喘息治療と抗菌薬の投与
④ 勉強してから考える

筆者自身の勉強以前の対応

筆者自身の勉強以前の対応は，耳鼻咽喉科への紹介である．見逃したら大変な病気であるため，自分ではあまりよく考えず，少しでも疑えばすぐ紹介していた．今回もそうしようとしたのだが，一般病院が時間外に突入した20時ごろの出来事で，近隣の2つの総合病院に連絡したところ，耳鼻咽喉科の当直医がいないため受け入れ不能と断られてしまった．

その場の1分

β刺激薬に吸入ステロイドを追加して2回目の吸入をしてもらいながら，その場で1分勉強してみる．

▼UpToDate*1で検索する

'epiglottitis'（喉頭蓋炎）で検索し，診断の項目の，臨床症状のところを読むと，成人の喉頭蓋炎の症状として以下のような記述がある（図1）。

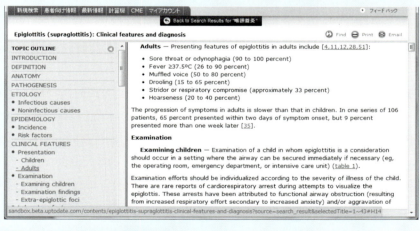

図1 ● UpToDateの検索画面
臨床症状が箇条書きで，頻度とともにわかりやすくまとめられている　　（*1より引用）

- 喉の痛みと嚥下痛（90〜100％）
- 発熱≧37.5℃（26〜90％）
- くぐもり声（50〜80％）
- よだれ（15〜65％）
- 吸気性喘鳴または呼吸困難（約33％）
- 嗄声（20〜40％）

病歴で否定できるような所見はない。また，確定診断に有用な所見もない。そうすると，頸部のX線写真の感度はどうなのだろうか。画像診断のところを読むと，以下のような記載がある。

'Compared with visualization of the epiglottitis, radiographs lack sensitivity (38〜88％) and specificity (78％), and may delay diagnosis in critically ill patients.'

「頸部X線写真は，喉頭蓋の直視所見に対し，感度が38〜88％，特異度が78％で，重症者では診断の遅れにつながるかもしれない」

X線撮影によっても，喉頭蓋炎を除外することはできない。検査はせずに，紹介したほうがよいと判断する。

＊1：UpToDate [http://www.uptodate.com/]

その後の診療

2回目の吸入が終わっても，吸気性喘鳴，呼吸困難感が残るため，さらに受け入れ病院を探し，車で30分ほどの病院で受け入れてくれることが決まり，紹介した。

患者を紹介した後，この日の診察終了後にもう少し勉強を追加する。

その日の5分

プライマリケア医の段階で，病歴と身体所見の組み合わせで喉頭蓋炎の除外ができるようなものがあれば，きわめて有用である。

そこで，PubMedのClinical Queries＊2にて'epiglottitis'で検索する（図2）。これは，検索する疑問に応じて，'Therapy''Etiology''Diagnosis''Prognosis''Clinical prediction guides'を選び，さらに，'Narrow'（はずれのない検索），'Broad'（見落としのない検索）のいずれかを選んで，検索ボックスに1〜2語，最も重要な検索語句を入力すると，検討済みの良い検

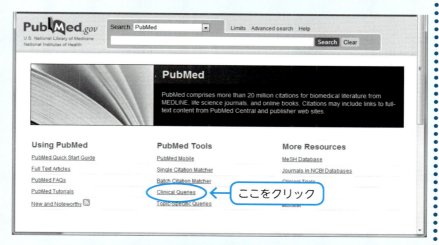

図2 ● PubMed Clinical Queriesの画面　　　　　　　　　　（*2より引用）

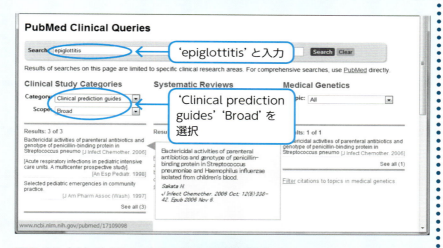

図3 ● PubMed Clinical Queriesの検索画面　　　　　　　　（*2より引用）

索式で勝手に検索結果を導き出してくれる，というシステムである。

　このうち，'Clinical prediction guides' は，臨床予測指標などと訳されるが，5つの所見のうち3つ揃えば確定，6つのうち1つも所見がなければ除外というように，診断の確定や除外，予後予測に使える指標を検討した論文に絞り込むことができる。今回の疑問には，喉頭蓋炎除外のための 'Clinical prediction guides' を探すのがよいのではと考えた。

　'epiglottitis' 'Clinical prediction guides' 'Broad' で検索する（図3）。すると3つの論文が検索されるが，残念ながらどれも臨床で使えるような指標を検討した論文ではない。ここで5分経過したため，検索を終了する。もし

本当に研究がないようなら，喉頭蓋炎の病歴，身体所見による除外のための臨床予測指標の作成は，良い研究のネタである可能性がある。リサーチクエスチョンの候補として，ストックしておくことにする。

＊2：PubMedのClinical Queries [http://www.ncbi.nlm.nih.gov/pubmed/clinical/]

患者のその後

　紹介先の病院での診察で，患者の喉頭蓋に炎症所見はなく，上気道炎と喘息の合併との診断で，当日帰宅した。翌日の外来では，嚥下痛，嗄声ともほぼ改善しており，吸入ステロイドによる喘息治療だけを外来で続行することにした。

勉強内容のまとめ

- 病歴，身体所見で喉頭蓋炎を除外することはできない。
- 頸部X線写真の感度も不十分で，正常であっても喉頭蓋炎を除外できない。
- 除外のためのclinical prediction guidesは検索されず，今後の研究のネタとしてストックしておきたい。

解答　プライマリケアの段階で喉頭蓋炎を除外するのは困難　①

Case 7 無症候性高尿酸血症は治療すべきか？

41歳の男性。健診で尿酸値が9.1mg/dLという結果を持って来院した。72歳になる父親が2年前から慢性腎不全により血液人工透析中で、尿酸値が高いと腎臓を悪くすると聞き、それが一番心配であるという。痛風発作や、尿路結石の既往はない。尿素窒素、クレアチニン値も正常、尿蛋白、尿潜血とも陰性である。喫煙歴、飲酒歴もなく、肥満もない。

これまでの診療での対応

まず、今の時点での皆さんの対応を確認しておこう。

選択肢
① 専門医へ紹介
② 経過観察する
③ 尿酸低下薬の投与
④ 勉強してから考える

筆者自身の勉強以前の対応

　筆者自身のこれまでの無症候性高尿酸血症の対応は、痛風発作を反復するまでは経過観察という方針であった。この患者は痛風発作の既往はなく、これまでの方針に基づけば、治療の適応はない。ただ、今回の患者は痛風発作よりも腎臓について心配しており、それに対してきちんとしたアドバイスをする必要がある。父親が透析中であることを考えると、その部分がこの患者にとって最も重要と考えた。そこで、まず「その場の1分」で取り組んでみる。
　今回は、より短時間で読める日本語のガイドラインから検索を始めよう。

その場の1分

健診結果が3カ月前のものだったので，尿酸値と腎機能について血液と尿を再検査することにし，次の患者を呼び入れる前の1分を使って勉強する。

▼日本のガイドラインを検索する

Minds（Medical Information Network Distribution Service）[*1]で日本のガイドラインとして『高尿酸血症・痛風の治療ガイドライン第2版』[*2]の全文が提供されていることがわかり，まずそれを読んでみる。

高尿酸血症が腎障害のリスクであり（図1a），無症候性高尿酸血症でも

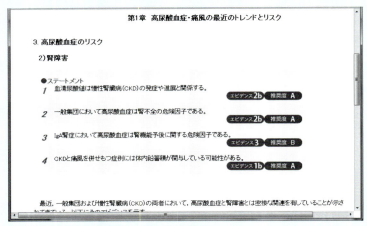

a：高尿酸血症と腎障害についての記述

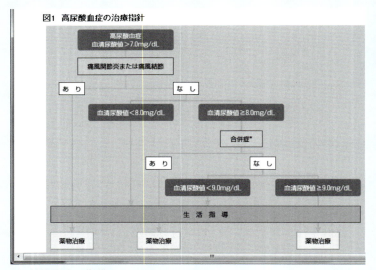

b：薬物治療の指針

図1 ● 日本のガイドラインの記述　　　　（*1，2より引用）

9.0mg/dL以上になったら内服治療を開始するという方針(図1b)が簡単に読み取れるが,「介入試験によるエビデンスが少ない現状では,状況に応じて薬物治療を考慮するのがよいと思われる」という記述もある.

この患者では,薬物治療を考慮すべきというのが日本のガイドラインに基づく対応のようである.しかし,介入試験のエビデンスがないという点にも考慮が必要である.

薬物治療をするかどうかについては,帰宅前の「その日の5分」の勉強を追加してからでも遅くなさそうである.

＊1：Minds [http://minds.jcqhc.or.jp/n]
＊2：高尿酸血症・痛風の治療ガイドライン第2版
 [http://minds.jcqhc.or.jp/stc/0052/1/0052_G0000210_GL.html]

その後の診療

薬物治療については,今すぐに開始しなくてはならないということはなく,血液検査の再検結果が出る明日の夕方以降に再診予約を取り,今日のところは「少なくとも今すぐ対応する必要はありません.検査の結果を見て,薬を開始すべきかどうか決めましょう」という方針で,患者との間に合意が得られた.

その日の5分

▼UpToDate＊3で検索する

Asymptomatic hyperuricemiaの項目があり,まず'RECOMMENDATIONS'の部分を読むと,以下のような記述がある(図2).

'Antihyperuricemic drug therapy for the great majority of individuals with asymptomatic hyperuricemia is **not justifiable** by risk/benefit analysis.'

無症候性高尿酸血症の薬物治療は「正当化されない」と,わざわざ太字に変えて書いてある.急性腎不全の対応以外は,日本のガイドラインとまったく違う記述である.

腎障害との関連の部分を探すと,以下のように記載されている.

'the deterioration in renal function has generally been thought to be attributable to risk factors other than chronic hyperuricemia.'

腎機能の悪化は、高尿酸血症以外のリスク、つまり同時に存在することの多い高血圧や糖尿病の影響のほうが大きい、ということのようだ。

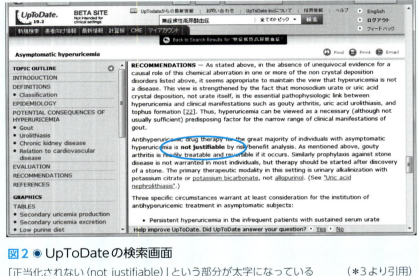

図2 ● UpToDateの検索画面
「正当化されない（not justifiable）」という部分が太字になっている　　　（＊3より引用）

＊3：UpToDate [http://www.uptodate.com/]

患者のその後

再検した尿酸値は7.1mg/dLで、腎機能と尿所見には今回も異常を認めなかった。前回の検査値は、一時的な上昇だったのかもしれない。

患者の腎機能に対する心配に関しては、今回の尿酸値がほぼ正常値であったことを伝え、「尿酸値と腎臓の関係も重要ですが、それに高血圧や糖尿病が重ならなければ、今の時点で慌てて治療をする必要はありません。年に1度は血圧、血糖、尿酸値の検査をすればよいのではないでしょうか」と伝えたところ、「そういえば、父は長く血圧の薬を飲んでいました。尿酸値だけでなく、血圧や糖尿についても気をつけます」と言い、帰宅した。

勉強内容のまとめ

- 無症候性高尿酸血症に対する真のアウトカムを評価した薬物治療の介入試験は存在しない。
- 無症候性高尿酸血症に対する薬物療法に関して、欧米と日本では大きな違いがある。欧米では「正当化されない」とあり、日本のガイドラインでは「9.0mg/dL以上の場合は薬物治療を考慮する」となっている。
- 高尿酸血症と腎機能悪化の関連を示す観察研究は複数存在するが、実際の腎機能の悪化に関しては、高尿酸血症よりも併存する高血圧や糖尿病の影響のほうが大きいかもしれない。

解答 日本と欧米の方針の違いに悩む ④ → ②

Case 8 クループにデキサメタゾンは有効か？

「小学校から帰ってきたら，変な咳をしているんです」母親に連れられて，9歳の男児が来院した。待合室から，犬吠様咳嗽が聞こえてきた。すぐに診察室に呼び入れた。30分前から，症状が急にみられるようになったとのこと。体温は39.1℃。呼吸困難はなく，咳もひどくはない。今朝までは普段通りの体調で，学校給食も摂取していた。咽頭痛やその他の随伴症状はみられない。病歴上，異物誤飲もしていない。これまでに特に既往歴，アレルギー関連疾患はない。3日前に患児の弟が感冒で受診しているが，既に快方に向かっていた。

意識清明，安静坐位。血圧102/60mmHg，SpO_2 96%，心拍数82/分。呼吸数14/分，陥没呼吸なし。チアノーゼなし。診察上，呼吸音は正常で喘鳴は聴取しなかった。咽頭発赤が軽度みられるが，扁桃腫大その他，特記すべき身体所見はみられなかった。

これまでの診療での対応

まず，今の時点での皆さんの対応を確認しておこう。

選択肢
① 専門医へ紹介する
② 経過観察する
③ エピネフリンの吸入
④ 勉強してから考える

筆者自身の勉強以前の対応

好発年齢ではないものの，クループの発症早期であり，軽症で重症感はない。今のところ緊急性は低いと判断し，念のためエピネフリン吸入のみを行った。しかし，まだ発症したばかりで今後の経過が心配だ。これからの症状増悪や，急性喉頭蓋炎などの鑑別疾患も気になる。

そこでまず，その場の1分で取り組んでみる。

その場の1分

DynaMed[*1]で'croup'を検索し，Treatment overviewを確認した。

'・mild croup does not require any specific therapy, but single dose of corticosteroid may reduce need for hospitalization
・corticosteroids (systemic or nebulized)
・shown in randomized trials to improve symptoms and reduce hospital admissions, hospital stay duration and re-admissions
・dexamethasone 0.3-0.6mg/kg orally is preferred over nebulized budesonide due to lower cost and easier administration
・dexamethasone 0.15mg/kg orally more effective than prednisolone 1mg/kg orally as single dose for reducing repeat medical visits
・nebulized epinephrine shown in randomized trials to improve symptoms
・insufficient evidence regarding effect on hospitalization or comparison to corticosteroids
・observe for 4 hours if epinephrine administered due to potential for rebound symptoms'　　　　　　　　　　　　　　（一部抜粋）

エピネフリン吸入は一時的な症状改善に役立つだけで，リバウンドの危険もある。デキサメタゾン投与は効果がありそうだ。

＊1：DynaMed [http://www.ebsco.co.jp/medical/dynamed/]

その後の診療

自宅は徒歩数分の至近距離，時間を武器にできるのが一次医療の大きな利点だ。こ

こ'は慎重に，同日再診にて経過観察することとした。「夜の診療で，もう一度診せて下さい」

その日の5分

その間に，デキサメタゾンについて情報収集しておくことにした。DynaMedのMedications：corticosteroids beneficialを参照した。

- glucocorticoids associated with
- significantly improved croup severity score at 6 and 12 hours with trend at 24 hours
- fewer return visits and/or readmissions in analysis of 10 trials with 1,679 patients
- risk ratio 0.5 (95% CI 0.3-0.7)
- NNT 7-17 assuming 20% return visit and/or readmission rate in controls

再診や入院が相対危険で50％減少，治療必要数は7-17と効果がみられるようだ。

引用は2011年のコクランライブラリ*2である。リンクをたどり，すぐに原著PDFを入手した（Russell KF, et al：Glucocorticoids for croup. Cochrane Database Syst Rev Jan 19：CD001955, 2011.）[http://onlinelibrary.wiley.com/doi/10.1002/14651858.CD001955.pub3/pdf]。

クループ症候群（外来または入院）の小児に糖質コルチコイドを投与すると，プラセボと比べて重症度や再診・入院が減るか，という治療に関するメタ分析である。今回は，再診・入院について検討した12のランダム化比較試験を統合した部分を中心に確認することにした（図1）。

プラセボでは再診・入院が20.0％（153人／763人）にみられるところ，糖質コルチコイドでは11.2％（103人／918人），リスク比で0.50（95％信頼区間0.36-0.70）と再診・入院が50％少ないという結果である。これは軽症・中等症，外来・入院にかかわらず同様の結果であった。Westley croup scoreなどの重症度に関する検討でも，同様の傾向が認められた。

＊2：コクランライブラリ [http://www.thecochranelibrary.com/view/0/index.html]

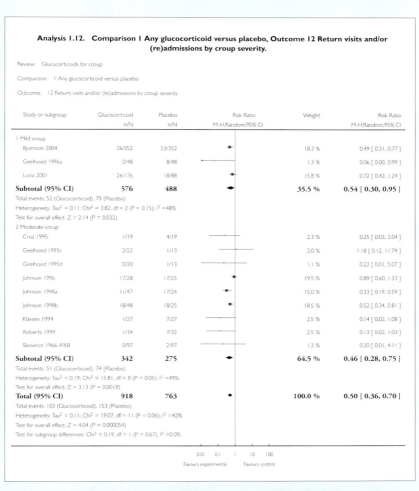

図1 ● 再診・入院について検討した12のランダム化比較試験の
メタ分析結果 （*2より引用）

患者のその後

　糖質コルチコイドはいくつかの薬剤が検討されている。デキサメタゾンは0.6mg/kgから0.15mg/kgまでの経口単回投与が検討されているが，用量による差はみられなかった。ブデソニド吸入でも同等の効果がみられたが，プレドニゾロン1mg/kgではデキサメタゾンより明らかに効果が劣っていた。

　国内でのデキサメタゾンの小児用量は1日0.15〜4mgであるため，患児の体重を考慮して4mgの経口単回投与が望ましいと考えられた。喉頭炎にも適応がある。

　開設したばかりの薬局は在庫が少ないため，電話にて確認した。糖質コルチコイド

の経口薬はプレドニゾロンのみ，とのことであったため，至急デキサメタゾンの在庫を確保してもらうことにした。

またここで，クループの重症度スコア，Westley croup scoreを確認した。

UpToDate [http://www.uptodate.com/contents/search] のCroup：Approach to managementのSeverity assessmentに記載がある。

- Level of consciousness：Normal, including sleep＝0；disoriented＝5
- Cyanosis：None＝0；with agitation＝4；at rest＝5
- Stridor：None＝0；with agitation＝1；at rest＝2
- Air entry：Normal＝0；decreased＝1；markedly decreased＝2
- Retractions：None＝0；mild＝1；moderate＝2；severe＝3

軽症：2以下，中等症：3～7，重症：8以上である。今回の症例は喘鳴が咳嗽時にみられるのみであり，スコアは1でやはり軽症である。

数時間後，夜間の診療時間に患児が再度来院した。相変わらず犬吠様咳嗽がみられているものの，吸気性喘鳴や呼吸状態の悪化はみられなかった。全身状態に変化はなく，39.2℃の発熱，倦怠感がみられたが，水分摂取もなんとか可能であった。

そこで，デキサメタゾン4mgを処方し，翌朝再診することとした。また，夜間の緊急連絡先を渡して帰宅させた。

翌朝，患児はとても元気になって来院した。37℃台まで解熱し，犬吠様咳嗽もほとんど消失していた。幸い，夜間に救急外来を受診したり，入院したりすることもなかった。

このまま体調が回復すれば，楽しみにしている運動会に参加できるだろうか。運動会は今週末にせまっていた。

勉強内容のまとめ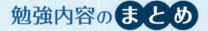

- クループに対し，エピネフリンの効果は一時的である。
- デキサメタゾンの経口投与で再診，入院が50％減少する。
- 国内でのデキサメタゾンの使用量を考慮して4mg単回投与を行う。

解答　エピネフリンの吸入だけで帰宅させるのは危険！ ③→④

Case 9 小児喘息は大人になれば治るのか？

　2歳の男児。3カ月前に喘息発作で来院したが，β刺激薬の反復吸入と内服ステロイドで急性発作は寛解した。その後外来通院を継続し，現在はロイコトリエン拮抗薬の内服で3カ月間発作がない状態が続いている。今日の外来で，患児の母親から以下のように質問された。「喘息は大人になっても，治らないことが多いんでしょうか」

これまでの診療での対応

まず，今の時点での皆さんの対応を確認しておこう。

選択肢
① 大部分は治癒する
② 成人まで持ち越す患者がめずらしくない
③ 治療で十分コントロールできれば，成人に持ち越すことは少ない
④ 勉強してから考える

筆者自身の勉強以前の対応

　筆者はこれまで，「小児喘息は，大部分が大人になるまでに治る病気です」という説明をしてきた。自分自身が受け持ってきた大人の喘息患者の大部分が小児喘息を既往に持たないということが1つの根拠であった。

その場の1分

今日の外来は少し混んでいて，予約時間から15分くらい遅れての診療になっている。そこで，できる限り短く情報収集ができる方法として，まずMinds[*1]で日本のガイドラインを探してみる。

▼日本のガイドラインを検索する

すると，最新版でなく2004年度版しか公開されていない（「EBMに基づいた喘息治療ガイドライン2004」）。しかし，最新版をすぐ閲覧できる手段を持たないので，とりあえずそれを見てみるが，目次を見る限り小児喘息の予後についての記載は見当たらない。

そこで，患者には以下のように告げ，2週間後の再診時にもう一度詳しく説明することを約束した。

「大人の喘息患者の大部分が小児のときは喘息でなかったことからすると，小児喘息の多くは大人になるまでに治ってしまうと思いますが，具体的な数字などは今はっきりお話しできません。詳しい情報を確認して，2週間後の診察のときにもう一度説明させて頂きたいと思いますが，どうですか」

*1：Minds [http://minds.jcqhc.or.jp/n]

その後の診療

現時点でのコントロールは良く，急ぐ話ではないので，患者もそれに同意して，今回の外来はこれまで通り内服薬を処方して，2週間後に再診予約を行った。

その日の5分

▼DynaMed[*2]を検索する

喘息患者を前向きに追跡し，成人の段階でどれほど発作を起こす患者がいるのか検討したコホート研究があることを予想して，まずDynaMedを検索してみる。

'asthma'の1語で検索すると，asthma in childrenの項が簡単に見つかり，その'prognosis'の部分を見ると以下のような記載がある（図1）。

asthma pattern in childhood may predict asthma symptoms in adulthood

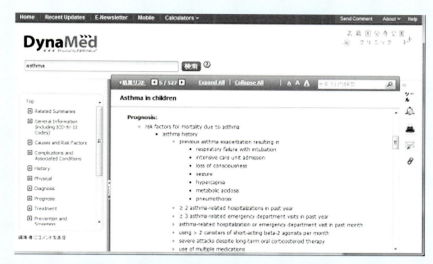

図1 ● DynaMedの検索画面

DynaMedの記載は標準的な教科書と同じで，小児喘息の項目は1つにまとめられており，予後の項目が容易に見つかる　　　　　　　　　　　　　　　　　　　　（*2より引用）

- based on 2 longitudinal cohort studies
- 484 children were classified at ages 7-10 by asthma severity, 403（87%）were followed through age 42 years
  - among 70 children with severe asthma（onset before age 3 years, persistent symptoms at age 10 years, barrel chest deformity or FEV_1/forced vital capacity（FVC）＜50%），47% had persistent asthma, 29% had frequent asthma, 13% had infrequent asthma, and 11% had no recent asthma at age 42
  - among 98 children with asthma（wheezing unassociated with respiratory infection），24% had persistent asthma, 28% had frequent asthma, 19% had infrequent asthma, and 29% had no recent asthma at age 42
  - among 88 children with wheezy bronchitis（5 or more episodes associated with respiratory infection），10% had persistent asthma, 18% had frequent asthma, 15% had infrequent asthma, and 57% had no recent asthma at age 42
  - among 61 children with mild wheezy bronchitis（＜5 wheezing episodes associated with respiratory infection），none had persistent asthma, 15% had frequent asthma, 20% had

　　　　infrequent asthma, and 66% had no recent asthma at age 42
　　・among 86 children with no asthma or wheezing, 5% had persistent asthma, 5% had frequent asthma, 6% had infrequent asthma, and 85% had no recent asthma at age 42
・Reference-BMJ 2003 Feb 22；326(7386)：422 full-text
・in series of 613 subjects from a birth cohort in New Zealand who were followed every 2 years from ages 9 through 21 years then again at age 26 years
　　・51.4% reported wheezing at more than one assessment
　　　▷14.5% had persistent wheezing from onset through age 26 years
　　　▷21.9% had relapsing or intermittent wheezing
　　　▷15% had wheezing in childhood but remission in adulthood
　　・risk factors for persistence or relapse
　　　▷earlier age at onset
　　　▷female gender
　　　▷sensitization to house dust mites
　　　▷airway hyperresponsiveness
　　　▷smoking
　　　▷persistently low lung function
　　・Reference-N Engl J Med 2003 Oct 9；349(15)：1414, commentary can be found in N Engl J Med 2004 Jan 15；350(3)：304

　1つ目の研究では，当初の87％が42歳まで追跡され，重症度によってグループ分けして予後を報告しているが，喘息症状が消失した割合は，最も重症なグループで11％，最も軽症なグループで66％と報告されている。
　2つ目の研究では26歳の時点で51％が追跡されたのみで，15％，つまり追跡可能だったものの約30％で喘息発作がなくなったと報告している。また，成人まで喘息が持続する危険因子として，重症の喘息，早期発症，女児，ダニやハウスダストによる感作，気道過敏性，喫煙，肺機能の持続的な低下を上げている。
　意外に，成人になっても症状が持続する割合が高いことがわかった。今まで自分が治療してきた喘息患者は，より軽症なものに偏っていたのかもしれ

ない。ただ，両研究とも13〜49％が追跡できておらず，追跡ができなかったものは軽症で改善している可能性も高く，この数字は少し厳しすぎる可能性があると思われた。

＊2：DynaMed [http://www.ebsco.co.jp/medical/dynamed/]

患者のその後

2週間後の外来では，患児の母親に以下のように説明した。

「前回はほとんど治ってしまう，というような言い方をしましたが，これまでの研究結果を調べてみると，少し違う結果が示されていました。20歳を超えても数十％の患者で喘息発作が残ることが，数百人の喘息患者を追跡した研究で明らかになっています。ただし，軽症であれば70％近くが治りますし，長引きやすい条件として，より小さいうちからの発症，女児，ハウスダストやダニによる悪化などがありますが，いずれも当てはまりませんから，良くなる可能性は高いと信じて根気よく治療を続けましょう」

この説明を患児の母親がどう解釈したかは定かでない。今後の外来で再び話題にする機会があるだろう。とりあえずは次の発作を起こさないように，外来診療を継続することが重要である。

勉強内容のまとめ

- 小児喘息の予後に関しては，数百人単位のコホート研究が2つある。
- 重症喘息では，40歳を過ぎても半分近くで喘息発作が持続している。
- 最も軽症のグループでは，40歳を過ぎると60％以上で発作が起きなくなる。
- 成人に持ち越す危険因子としては，重症の喘息，早期発症，女児，ダニやハウスダストによる感作，気道過敏性，喫煙，肺機能の持続的な低下が抽出されている。

解答　意外に喘息は成人にまで持ち越す　④→②

Case 10 インフルエンザの検査希望の患児，実は…
―事前確率見積もりの重要性

　10歳の男児。受診当日午後から発熱と喉の痛みが出現，インフルエンザワクチンは接種したのだが，インフルエンザが心配で検査をしてほしい，と母親と一緒に夜間外来を受診した。喉の痛みは軽い嚥下痛を伴うが，咳，鼻水はほとんどない。全身倦怠は強くなく，関節痛もない。周囲でインフルエンザの流行や患者との接触はないが，今朝のニュースでは，「インフルエンザ流行の兆し」と報じられていた。クリニックの患者では，いまだインフルエンザの迅速検査での陽性者はいない。

　身体所見では，咽頭の軽度発赤と扁桃の軽度腫大を認めるが，白苔の付着はない。それ以外に陽性所見はなく，鼓膜，鼻粘膜の所見もなく，頸部リンパ節腫脹もない。

■ これまでの診療での対応

　まず，今の時点での皆さんの対応を確認しておこう。

　この患児の今の時点でのインフルエンザの確率は，どれほどと考えるだろうか。あるいは，その確率がどれほど低ければインフルエンザを否定してよいと考えるだろうか。逆に，どれほど高ければインフルエンザと診断してよいだろうか。

　そのあたりを考えながら，この後の対応を考えていこう。

選択肢

① 風邪症候群としてフォローする
② インフルエンザの検査を行い，陽性ならノイラミニダーゼ阻害薬を投与する
③ 検査せず，ノイラミニダーゼ阻害薬を投与する
④ 勉強してから考える

筆者自身の勉強以前の対応

　筆者自身は，発症から半日も経過しない時点なので，インフルエンザの検査は偽陰性が多く，あまり役に立たないかもしれないと感じた．10代の患者は精神症状の危険もあり，ノイラミニダーゼ阻害薬（オセルタミビル）の投与も原則禁忌なので，対症療法で経過を見るというのが，多くの場合の対応であった．

その場の1分

▼インフルエンザの流行状況を確認する

　テレビではインフルエンザの全国的な流行を知らせる報道があったので，東京都での流行状況を調べてみる．東京都の流行情報はWebで容易にアクセスできる（図1）[*1]．患児を目の前にして，「現在の東京都のインフルエンザの流行状況を調べてみましょう」と図1のホームページにアクセスし，インフルエンザ流行状況のグラフを示す．

　グラフでは，東京都ではほとんどインフルエンザの発症はない．ほかの疾患をざっと眺めてみると，溶連菌と水痘，マイコプラズマの流行が示されている．筆者のクリニックでもインフルエンザの患者はまだおらず，インフルエンザの事前確率[1)]はかなり低い．逆に先週は溶連菌の患者が3人受診しており，むしろ溶連菌感染の事前確率が高いかもしれない．

▼ドクターベイズで事前確率を見積もる

　筆者のクリニックでは「ドクターベイズ」[*2]という診療支援システムを導入しており，自身のクリニックの受診患者のデータを集積することで，疾患

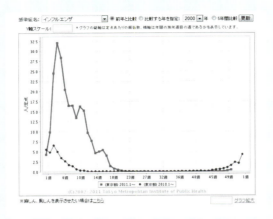

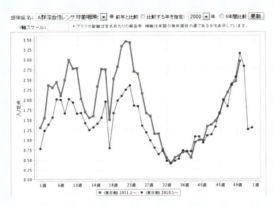

図1 ● 東京都感染症情報センターHP
上：インフルエンザ
下：溶連菌（A群溶血性レンサ球菌咽頭炎）
東京都の感染症情報はクリック1つで過去5年のデータを比較することができ，忙しい外来の合間に参照するにも，ほとんどストレスはない　　　　　　　　　　（＊1より引用）

の事前確率がはじき出されるようになっている。

　15歳未満の男児で，発熱，咽頭痛を主訴とした場合の溶連菌の事前確率がクリック1つで12.5％と表示される（図2）。インフルエンザは筆者以外の担当医師のデータを含めても疾患リストに入っておらず，事前確率は0％である。

　また，このシステムには様々な診断予測指標が組み込まれており，この状況で年齢区分を含めたcentor score（表1）を適用すると，「年齢，発熱，咳なし」は該当するが，リンパ節腫脹なしで，扁桃の炎症所見ははっきりしないため，3/5である。3/5の場合の溶連菌の可能性は，先ほどの事前確率12.5％をもとに，26.2％とはじき出された（図3）。

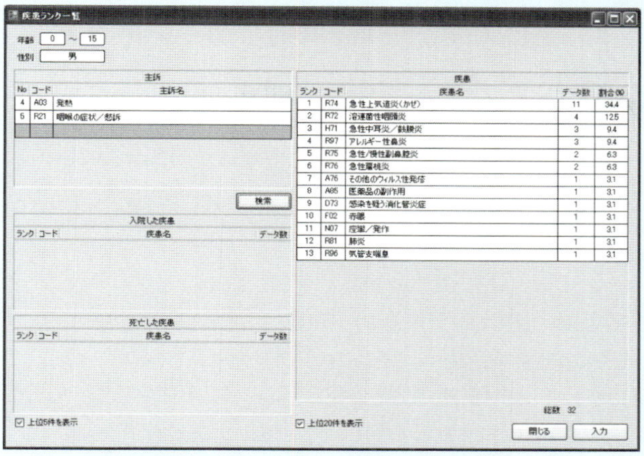

図2 ● EBMスタイル診療支援システム「ドクターベイズ」

クリック1つで，性年齢で層別化した疾患リストと，それぞれの事前確率が表示される

（＊2より引用）

表1 ● centor score

- 年齢15歳未満
- 発熱37.8℃以上
- 咳なし
- 前頸部リンパ節腫脹
- 扁桃腫大，滲出物・白苔

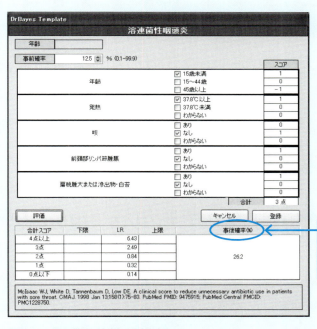

図3 ● 溶連菌の診断予測指標

様々な診断予測指標が組み込まれ，その場で使うことができる

（＊2より引用）

Case 10　インフルエンザの検査希望の患児，実は…

そこで，以下のように説明した。

「このあたりでのインフルエンザの流行はまだであることと，溶連菌の咽頭炎が流行していることを考えると，インフルエンザの検査よりも溶連菌の検査をしたほうがよさそうです。ここのクリニックのデータベースでも，溶連菌の可能性が20～30％で，インフルエンザは0％と計算されています。今から溶連菌の検査をしましょう」

＊1：東京都感染症情報センター [http://idsc.tokyo-eiken.go.jp]
＊2：EBMスタイル診療支援システム「ドクターベイズ」
　　　筆者のクリニック（武蔵国分寺公園クリニック）で使用している診療支援システム
　　　[http://www.macros.co.jp/merchandise/drbayes/index.html]

その後の診療

5分後，溶連菌検査の結果が出た。陽性である。患児にはインフルエンザではなく，溶連菌性咽頭炎であると説明し，アモキシシリンを10日間投与した。

インフルエンザの可能性はほとんどなく，溶連菌が多いという事前確率が重要であった。患児の母親の希望通り，インフルエンザの検査をして，「陰性でインフルエンザでなく，ただの風邪です」と説明し帰宅させ，その後発熱が持続し，喉の痛みがひどくなって再受診，というような状況を回避することができたと思われる。事前確率の見積もりの重要性を実感した。

その日の5分

▼UpToDate＊3で検索する

溶連菌の迅速検査陽性で「溶連菌です」と説明したが，溶連菌迅速検査（rapid streptococcal antigen test：RSAT）の感度・特異度を明確に知っているわけではないので，帰り際に5分勉強してみる。

検索で，以下の記述が容易に見つかる。

'RSAT have a specificity of ≧ 95% and a sensitivity that varies between 65 and 90%.'

特異度は高いが，感度は低いとのことである。感度を70％，特異度を95％としたときの事後確率を計算してみる。ドクターベイズから得られた溶連菌迅速検査前の確率をおおよそ25％と近似し，溶連菌の確率を計算すると，

陽性の場合は82％，陰性の場合は10％となる。

　陽性の場合に，溶連菌と診断して治療するのは問題なさそうだ。陰性の場合は10人に1人の溶連菌感染を見逃すことになるが，問題はないかどうか。事前確率25％のところで検査をせずに抗菌薬投与という判断も，まったく的外れではないかもしれない。ただ，下痢などの副作用に晒されながらの10日間の抗菌薬服用はそれなりにストレスがあるだろうし，陰性なら投与しないというのも妥当な判断の1つだろう。

　もし，患児の扁桃炎の所見が明確で基準の4/5を満たし，迅速検査をする際の事前確率を40％と見積もった場合，検査はせずに抗菌薬投与をしたほうがよいかもしれないと考えた。

＊3：UpToDate［http://www.uptodate.com/］

患者のその後

　2日後の外来では，患児は抗菌薬もきちんと服用でき，今朝には解熱して喉の痛みもなくなったとのことであった。残りの抗菌薬を飲みきるまで継続することを確認し，通学を許可した。

勉強内容のまとめ

地域の感染症情報をこまめにチェックすると，事前確率の見積もりの助けとなる。
一般的な流行情報と地域の流行には，ずれがある。ドクターベイズで日々カルテを入力すれば，自身のセッティングでの事前確率がリアルタイムに表示される。
溶連菌迅速検査は，あまり溶連菌を疑わない状況で有効である。

解答　自身のセッティングで事前確率を見積もることが重要
④ → 溶連菌検査

文献

1) 名郷直樹：ステップアップEBM実践ワークブック，南江堂，2009，p110．

Case 11 片頭痛の予防に効く薬は？

　片頭痛に悩まされている35歳の男性が来院。10年前から典型的前兆を伴う片頭痛と診断され，頭痛発作が現れると病院を受診し，トリプタン系薬剤を処方してもらっている。最近は前兆がみられなくなっているものの，発作が起きると1日中拍動性・片側性頭痛がみられる。「なるべく薬に頼らないようにしたい」と思ってはいるが，頭痛がひどくなると仕事が手につかなくなるため，発症早期に服用するようにしていた。

　最近，急に仕事が忙しくなり，睡眠不足もあってか，頭痛発作の回数が増えてきていた。以前，他院から処方してもらっていた手持ちのトリプタン系薬剤がなくなったため，当院を受診した。

　「片頭痛発作を予防するほかの方法はないでしょうか？」これまで予防として降圧薬，抗痙攣薬，抗うつ薬を勧められたことはあるが，「飲むのにはちょっと抵抗がある」との理由で試してはいなかったようだ。

これまでの診療での対応

　まず，今の時点での皆さんの対応を確認しておこう。

選択肢

① 専門医へ紹介する
② 今まで通り，トリプタン系薬剤で経過観察する
③ それでもやはり降圧薬，抗うつ薬を勧める
④ 勉強してから考える

その場の1分

まずDynaMed*を'migraine'で検索すると，Migraine prophylaxis-prescription medicationsの項が見つかり（図1，黒矢印），Overviewを確認した。

Overview：
- antiepileptics may be effective for migraine prophylaxis but limited data for selecting specific agent, valproate and topiramate have most evidence supporting efficacy in Cochrane review (level 2 [mid-level] evidence)
- antidepressants may be effective, but only amitriptyline had good evidence for medium to high efficacy ; selective serotonin reuptake inhibitors (SSRIs) appear ineffective for migraine prophylaxis (level 2 [mid-level] evidence)
- beta blockers-propranolol appears safe and effective for short-term migraine prophylaxis (level 2 [mid-level] evidence)
- calcium channel blockers have weak evidence for modest efficacy (level 2 [mid-level] evidence)
- ACE inhibitors or angiotensin-II receptor blockers (ARBs) may have

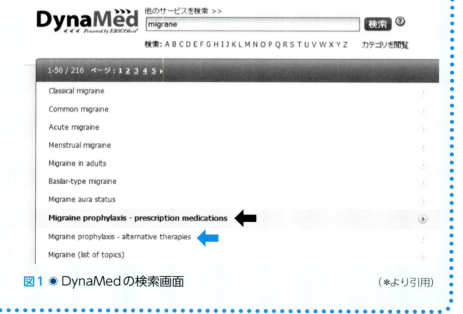

図1 ● DynaMedの検索画面 （*より引用）

modest effect for migraine prophylaxis (level 2 [mid-level] evidence)
- non-steroidal antiinflammatory drugs (NSAIDs) have limited and inconsistent evidence for efficacy for prophylaxis
- evidence of benefit for botulinum toxin injections limited to chronic migraine (＞14 days/month)

(一部抜粋)

＊：DynaMed [http://www.ebsco.co.jp/medical/dynamed/]

その後の診療

　予防として，これまで紹介された治療以外に目新しい記載はなかった。これまでのいくつかの選択肢を改めて示したが，やはり「もう少しトリプタン系薬剤でやってみます。薬以外の方法があればいいのですが…」ということになった。睡眠時間をどう確保するか相談しながら，今まで通りトリプタン系薬剤を処方することとした。

その日の5分

　片頭痛の予防に効果のある治療はほかにあるのだろうか。その日の外来が終わった後で，検索することとした。再度，DynaMedを検索したところ，Migraine prophylaxis-alternative therapiesという項目があることに気づいた(図1，青矢印)。

Overview：
- nonprescription pharmacologic therapies (herbs and supplements)
  - vitamins and minerals
    ▷ riboflavin (vitamin B_2) 400mg/day for 3 months may reduce frequency of migraine attacks (level 2 [mid-level] evidence)
    ▷ magnesium prophylaxis has limited and inconsistent evidence (level 2 [mid-level] evidence)
  - herbs
    ▷ butterbur extract 75mg twice daily may reduce migraine attack frequency (level 2 [mid-level] evidence)

- other supplements or combination treatments
    ▷ coenzyme Q_{10} 300mg/day may reduce migraine frequency (level 2 [mid-level] evidence)
    ▷ melatonin does not decrease migraine attack frequency (level 1 [likely reliable] evidence)
- homeopathy does not appear more effective than placebo (level 2 [mid-level] evidence)
- sleep hygiene may reduce frequency of migraine (level 2 [mid-level] evidence)
- no good evidence regarding dietary intervention
- alcohol use during stress periods (but not alcohol use in general) associated with migraine attacks (level 2 [mid-level] evidence)
- aerobic exercise may reduce migraine pain severity (level 2 [mid-level] evidence)
- specific yoga principles practiced over 3 months may reduce migraine severity and frequency (level 2 [mid-level] evidence)
- acupuncture appears no better than sham acupuncture or drug treatment, but better than no treatment, for migraine prophylaxis (level 2 [mid-level] evidence)

（一部抜粋）

　ビタミンB_2，ハーブ，コエンザイムQ_{10}などのサプリメントで予防効果が期待できる可能性があることが記載されていた。サプリメントであれば，受け入れてもらえる可能性があるかもしれない。そこで，ビタミンB_2に関する文献を読んでみることにした。

　1998年のNeurology[1]は入手できなかったが，PubMedリンクから下記の二次情報（論文要約）[2]がPDFにて簡単に入手できたため，参照することとした（図2）。

　高用量のビタミンB_2を内服すると，プラセボに比べて片頭痛の発作頻度が減るかを検証した小規模ランダム化比較試験である。ビタミンB_2の用量は1日400mgとなっているが，これは通常ビタミン欠乏症や高コレステロール血症で投与する用量（1日60～120mg）の約4～7倍となっている。残念ながら適応・用量ともに保険診療下では処方できないことがわかった。

結果は，一次アウトカム（投与3カ月目の1カ月間の頭痛発作頻度）について，プラセボに比べてビタミンB_2では月に3日発作が少なくなっていた（$P=0.0001$）。これを50％改善の治療必要数に置き換えると，頭痛日数では2.3，頭痛頻度では2.8という高い効果が得られた。

CRITICAL APPRAISAL ❖ ÉVALUATION CRITIQUE

High-dose riboflavin for prophylaxis of migraine

Corinne Breen, MD Adrian Crowe, MD Heather J. Roelfsema, MD, MSC
Inderpal Singh Saluja, MD Dale Guenter, MD, MPH, CCFP

Schoenen J, Jacquy J, Lenaerts M. Effectiveness of high-dose riboflavin in migraine prophylaxis. A randomized controlled trial. ***Neurology*** **1998;50: 466-70.**

Research question
Is high-dose riboflavin (vitamin B_2) effective for prophylaxis of migraine?

Type of article and design
Randomized, double-blind, placebo-controlled clinical trial using a two-parallel group design.

Relevance to family physicians
Migraine is a serious problem in terms of morbidity and health care costs. The 1998-1999 Statistics Canada National Population Health Survey[1] reports that 7.9% of Canadians older than 12 have been diagnosed with migraine headaches. Women are more affected than men at a ratio of 3:1 (11.7% vs 3.8%); this difference is most pronounced between age 25 and 39. Those who have migraines are more likely to have other chronic conditions, such as allergies, asthma, arthritis or rheumatism, hypertension, and depression. People who have had a major depressive episode are nearly three times as likely to have migraine as those who have not (20.4% vs 7.3%).

Recent guidelines[2] recommend migraine prophylaxis if patients have more than two attacks monthly (or fewer attacks that cause severe disability), if abortive agents are ineffective or contraindicated, or if fewer headaches would improve their lives. β-Blockers are first-line therapy for prevention; amitriptyline is second. The efficacy of calcium channel blockers is controversial, but they are frequently used. Some anticonvulsants might be useful, but their safety is not established. Use of feverfew is controversial, but some evidence supports its use for migraine prophylaxis. Methysergide and phenelzine are considered last resort because of potentially serious side effects.

The theoretical basis for using riboflavin is its ameliorating effect on the mitochondrial dysfunction that might be involved in the pathophysiology of migraine. A previous study of 49 patients treated with 400 mg daily of riboflavin showed a mean global improvement of 68.2%.[3]

In another non-randomized trial, 26 patients with migraine received 4 months' migraine prophylaxis with either riboflavin or β-blockers (metoprolol or bisoprolol). Clinical improvement was seen with both treatments. Based on auditory evoked cortical potential responses, which were assessed before and after treatment, the authors concluded that β-blockers and riboflavin act through different pathophysiologic mechanisms.[4]

Overview of study and outcomes
In this study, the effectiveness of high-dose riboflavin (400 mg daily) was compared with placebo for migraine prophylaxis. Eighty patients with migraine (aged 18 to 65 years), who met the International Headache Society's (IHS) diagnostic criteria for migraine[5] with or without aura for at least 1 year, were enrolled at six centres in Belgium and Luxembourg. Additional inclusion criteria were two to eight attacks monthly, 5 or fewer days between headaches monthly, no excessive consumption of analgesic or ergotamine, and no serious organic or psychiatric disease.

The study began with a 1-month run-in placebo period for all study candidates. During this month, baseline migraine frequency was established for later comparison, and 25 patients with no headaches during the baseline month were excluded. The remaining 55 patients were randomized to 3 months' treatment with riboflavin (400-mg capsules) (28 patients) or placebo (27 patients). Patients and

Critical Appraisal reviews important articles in the literature relevant to family physicians. Reviews are by family physicians, not experts on the topics. They assess not only the strength of the studies but the "bottom line" clinical importance for family practice. We invite you to comment on the reviews, suggest articles for review, or become a reviewer. Contact Coordinator Michael Evans by e-mail michael.evans@utoronto.ca or by fax (416) 603-5821.

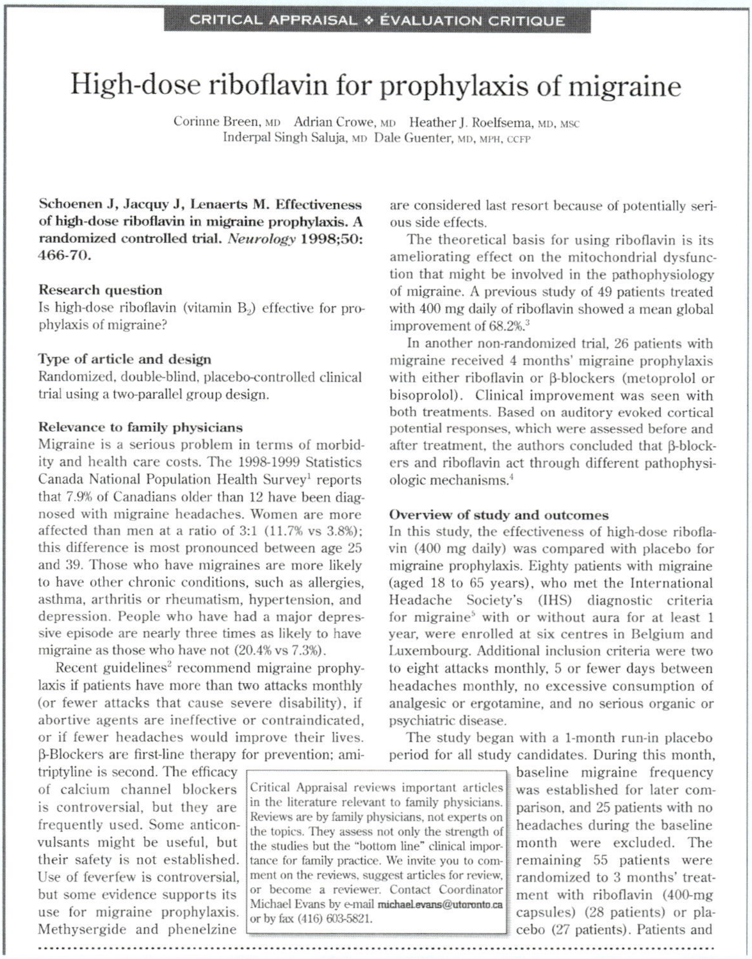

図2 ◉ 入手した論文要約　（文献2より引用）

患者のその後

ビタミンB_2の通常用量やサプリメントに含有される低用量では，効果があるのかどうかわからない。結果的には，次回受診したときにも，睡眠状況に注意しながら，薬剤誘発性頭痛とならないようにトリプタン系薬剤を処方することになりそうだ。

勉強内容の まとめ

- 片頭痛の予防には降圧薬，抗痙攣薬，抗うつ薬が用いられる。
- 片頭痛の予防にサプリメントが有効との報告がいくつかある。
- ビタミンB_2を高用量で投与すると，月に3日発作頻度が減少する。

解答

ビタミンB_2大量投与については
もう少し勉強が必要

② → ④

文献

1) Schoenen J, et al：Effectiveness of high-dose riboflavin in migraine prophylaxis. A randomized controlled trial. Neurology. 1998；50(2)：466-70.
2) Breen C, et al：High-dose riboflavin for prophylaxis of migraine. Can Fam Physician. 2003；49：1291-3.

Case 12 抗インフルエンザ薬は，周囲への感染期間を短縮するか？

　37歳の男性。前日からの発熱，頭痛，全身倦怠感，喉の痛みで受診。周囲でのインフルエンザの流行ははっきりしない。もし，インフルエンザであれば，職場でうつすのが心配で，その危険が小さくなるなら抗インフルエンザ薬を飲みたいとのことであった。そこで，以下のような質問を受けた。

　「学校では症状が出てから最低5日間は登校してはいけないと聞きましたが，治ったと思っても5日間はウイルスを出しているということですよね。仕事を5日も休むのは大変だし，かといって周りにうつすのも困るんです。薬を飲めば5日たたなくても復帰できるなら，薬を飲みたいのですが」

これまでの診療での対応

　皆さんはこのような場合，これまでどのように対応してきただろう。まず，今の時点での皆さんの考えを確認しておこう。早く治す効果があるのだから，当然ウイルスを出している期間も短くなっていると考えればよいのだろうか。

　一見当たり前に思えることも，改めて考えてみてはどうだろうか。

選択肢

① 解熱後2日間，発症後5日間は出席停止という学校保健安全法に従う
② いつ復帰するかは職場の上司と相談するように言う
③ 抗インフルエンザ薬を投与して，4日で復帰してもよいと言う
④ 勉強してから考える

その場の1分

▼インフルエンザ罹患後の職場復帰の目安は？

インフルエンザ迅速診断キットを施行している間に，インフルエンザに対する通学許可の対応の情報をGoogle検索してみる。

'厚生労働省　学校保健法　インフルエンザ　復帰'の4語で検索すると，厚生労働省のHP[*1]に以下の記述が見つかる。

Q：インフルエンザにかかったら，どのくらいの期間外出を控えればよいのでしょうか？

A：一般的に，インフルエンザ発症前日から発症後3〜7日間はウイルスを排出するといわれています。そのためにウイルスを排出している間は，外出を控える必要があります。排出されるウイルス量は解熱とともに減少しますが，解熱後もウイルスを排出するといわれています。排出期間の長さには個人差がありますが，咳やくしゃみ等の症状が続いている場合には，不織布製マスクを着用する等，周りの方へうつさないよう配慮しましょう。参考までに，現在，学校保健安全法（昭和33年法律第56号）では「発症した後5日を経過し，かつ，解熱した後2日（幼児にあっては，3日）を経過するまで」をインフルエンザによる出席停止期間としています（ただし，病状により学校医その他の医師において感染のおそれがないと認めたときは，この限りではありません）。

職場と学校では異なり，職場復帰については決まった規則などはないが，参考になるだろうか。

＊1：厚生労働省　インフルエンザQ＆A [http://www.mhlw.go.jp/bunya/kenkou/kekkaku-kansenshou01/qa.html]

その後の診療

ここで，先ほど提出した迅速診断キットでA型陽性だと判明する。そこで患者を再び呼び入れ，以下のように対応することとなった。

「薬を飲むことで周囲にうつす期間が短くなるかどうかは，はっきりわからないようです。ただ，症状がなくなるまでの期間を1日程度は短くする効果がありますので，薬を飲むのも1つの方法と思いますが，どうしましょう」

「わからないのであれば，今大事なプロジェクト中でうつすわけにはいかないので，5日間は会社を休むことにします。それほどつらい症状ではないので，インフルエンザの薬はいりません」

その日の5分

▼UpToDate*2で検索する

「その場の1分」はGoogle検索で終わってしまったので，帰り際の5分はUpToDateを検索してみる。するとClinical manifestations of seasonal influenza in adultsの項にDuration of sheddingという項目があり，以下のように記述されている。

Duration of shedding（中略）
Longer periods of shedding can occur in children, elderly adults [12], patients with chronic illnesses [12, 13], and immunocompromised hosts [14-17]. Among 147 inpatients ＞16 years of age with H3N2 influenza A infection, systemic glucocorticoid use and comorbidities such as chronic lung disease or diabetes were associated with slower viral clearance [13]. Individuals who received oseltamivir by symptom day four had an accelerated decrease in viral RNA concentration and clearance by one week.

どうも文献[13]¹⁾によると健常者の感染ではないが，インフルエンザの入院患者でウイルス排出を短縮させたという検討があるようだ。この論文のリンクをたどっていくと，全文が無料で手に入ることがわかる。この論文を入手し読んでみると，オセルタミビル投与の有無での，1週後のウイルス排出が続いているかどうか，発症後4日の時点でウイルスが分離されるかどうかのデータが示されている（図1）。

発症から2日以内にオセルタミビルを投与したグループでは，1週後の時点のウイルス排出が14.3%，発症後4日の時点でのウイルス分離が2.3%であるのに対し，投与を受けていない群では，それぞれ57.1%，38.5%と大きな差を認めている。外来患者の検討ではないので，外来の健常者でのインフルエンザでこれほどの差があるとは限らないが，参考になるデータである。

Table 5. Factors Associated with Persistent Viral RNA Detection at 1 Week and Persistent Virus Isolation after 4 Days of Illness, in Patients Hospitalized with Influenza A Infection

Variable	Patients with viral RNA detected at symptom day 7, %	P	Patients with virus isolated on symptom day ≥4, %	P
Influenza virus				
A	32.7	.001	17.2	<.001
B	69.6		56.0	
Age				
>65 years	39.0	.011	17.0	.921
≤65 years	9.5		17.9	
Comorbidity, major				
Yes	45.7	.040	22.7	.221
No	25.4		13.9	
Systemic corticosteroid use				
Yes	53.8	.007	24.1	.256
No	25.0		14.9	
Oseltamivir initiation time				
Day 1–2	14.3	.004	2.3	<.001
Day 3–4	35.3		18.2	
Not received	57.1		38.5	

図1 ● オセルタミビル投与の有無でのウイルス排出と分離のデータ

（文献2より引用）

＊2：UpToDate [http://www.uptodate.com/]

患者のその後

インフルエンザにかかった場合，周りに対する感染を最小限に抑えながら，自身も早く職場に復帰するためには，発症早期に抗インフルエンザ薬を服用することは意味があるかもしれない。ただ，そうしてまで早く復帰することをめざすよりは，十分休める勤務環境を整えるほうが意味があるのではないだろうか。

勉強内容のまとめ

 インフルエンザ罹患時の職場復帰についての規則はない。

 インフルエンザの入院患者の検討では，早期のオセルタミビルの投与は感染力も短縮させる可能性がある。

解答：薬を飲ませて早く復帰というよりは，十分休める世の中をつくりたい
① → ①

文献

1) Lee N, et al：Viral loads and duration of viral shedding in adult patients hospitalized with influenza. J Infect Dis. 2009；200(4)：492-500.
[http://jid.oxfordjournals.org/content/200/4/492.full.pdf＋html]

Case 13 耳鳴りに有効な治療はあるか？

62歳の男性。高血圧で治療中。数カ月前から高調，持続性の耳鳴がある。脳外科，耳鼻科を受診し，聴力や脳神経系に異常はないと言われ，アデノシン三リン酸二ナトリウム水和物，ビタミンB_{12}，抗不安薬を投与されている。内服を続けているが症状に改善がなく，何か良い薬はないだろうかと相談を受けた。

これまでの診療での対応

耳鳴りを訴える患者は多いが，皆さんはこれまでどのように対応してきただろうか。まず，皆さんの今の時点の考えを確認しておこう。

選択肢
① 現在の処方を継続する
② 別の抗不安薬に変更する
③ 現在の処方を中止する
④ 勉強してから考える

筆者自身の勉強以前の対応

筆者自身は，とりあえず現在の処方を継続することで，その場をしのぐことが多い。たとえば，以下のような対応である。

「耳鳴りにいい治療はないんですよね。ただ，耳鼻科と脳外科で異常がないというのであれば，何か陰に病気が隠れている心配も少ないですから，このままもう少し今の治療を続けてみてはどうでしょうか」今回もひとまずは前記のように対応し，2週間後の外来予約とした。

しかし，耳鳴りを訴える患者は多く，一度きちんとEBMのステップに沿って取り組んでみたいと考えていた．今日は外来が少なめであり，勉強するには良い機会だ．そこで「その場の1分」を使って，UpToDateを検索してみる（図1）．

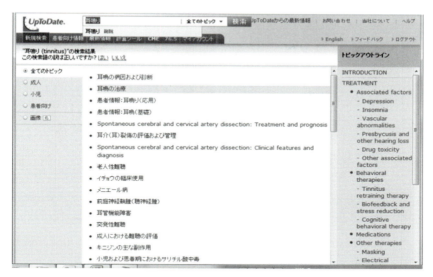

図1 ● UpToDateの検索画面
検索だけは日本語で行うことが可能である
（UpToDate [http://www.uptodate.com/] より引用）

その場の1分

「耳鳴り」と日本語で入力すると，耳鳴の治療という項目が容易に検索される．その中で薬物療法の部分をざっと見てみる．すると，以下のように記載されている．

'Medications — Some medications may have modest efficacy in the treatment of tinnitus；
∗ Two small placebo-controlled trials of misoprostol, a prostaglandin E_1 analogue, have suggested limited benefit [31, 32], but further studies are needed.'

薬物治療の項目に，ミソプロストールが有効という小規模のプラセボコントロール試験があるという．ただ，さらなる研究が必要とあるように，質の低い研究結果かもしれない．ミソプロストールは非ステロイド性抗炎症薬による胃潰瘍に対して保険薬として認められた薬だが，耳鳴りに対する保険適用はない．

ここまで1分足らずでたどり着けたが，次の患者の予約時間が過ぎており，ここで勉強をいったん中止して診療に戻る．

その日の5分

その日の外来終了後，先ほどUpToDateに引用されていた2つの研究について，MEDLINEの抄録まで見てみる。どちらもプラセボコントロールの記載はあるが，最初の論文はランダム化の記載はない[1]。2つ目の論文はランダム化の記載があるため[2]，こちらの論文抄録を読んでみる。結果には以下のようにある。

In the experimental group, 18 of 28 patients showed improvement in tinnitus loudness, representing an improvement rate of 64%. The improvement rate based on subjective tinnitus scoring was 36% (10 of 28 patients). In the control group, the improvement rate for tinnitus loudness was 33% ($n=4$), and the rate for subjective tinnitus scoring was 17% ($n=2$). The difference between improvement rate for tinnitus loudness of the experimental group and control group was found to be statistically significant ($P=0.039$), but difference between improvement rate based on subjective tinnitus scoring was insignificant ($P=0.119$). When results in the experimental group were analyzed according to etiological factors, the improvement rate was highest in the sudden-onset subgroup (77%).

40人の耳鳴り患者を対象にしたランダム化比較試験である。1カ月の治療により，耳鳴りの大きさについては治療群で64%が改善，プラセボ群で33%が改善，自覚的な耳鳴りのスコアの改善が治療群で36%，プラセボ群で17%である。前者では統計学的に有意差があり，後者では有意差はない。また，突然発症の耳鳴りについて改善率が高かったとある。小規模で極端な結果が出やすい面があるが，逆に小規模でも有意差が出るほど大きな効果が期待できるという面もある。既に実臨床で使われている薬で，未知の副作用の心配は少ない。薬価も1錠（200μg）当たり40円弱でそれほど高くない。

さらにもう1論文の結果もざっと見てみると，24人の重症の耳鳴り患者を対象にした研究で，治療群では33%が改善したのに対し，プラセボ群では1例も改善例がなかったという結果である。

今日はこの後の予定が何もないので，ランダム化の記載があるほうの論文が無料で手に入らないかどうかチェックしてみる。残念ながら全文を無料で入手することはできず（図2），ここで勉強を中止し帰宅する。

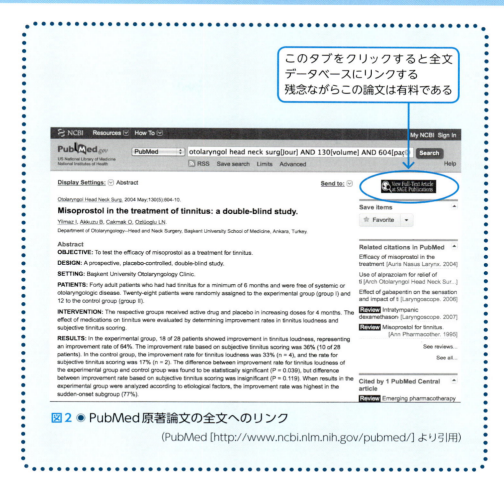

図2 ● PubMed原著論文の全文へのリンク

(PubMed [http://www.ncbi.nlm.nih.gov/pubmed/] より引用)

その後の経過

　2週間後の外来である。胃潰瘍の薬であるミソプロストールで耳鳴りが改善するという少数の研究があることを紹介した。すると患者が，ちょうど以前に痛み止めで胃潰瘍になったことがあるので，ぜひ一度試してみたいと言う。そこで，ミソプロストールを投与し，2週間効果を見てみることにした。2週間後の外来が楽しみである。

　2週間後，患者が来院した。残念ながらはっきりした改善はないと言う。逆に下痢の副作用があり，飲み続けるのは困難な状況で治療を中止した。

勉強内容の まとめ

- 耳鳴りの薬物治療の選択肢の1つに，ミソプロストールがある。
- ランダム化比較試験かどうかは確認できない1つのプラセボコントロール試験と，もう1つのランダム化比較試験によってのみ，効果がある可能性が示されている。
- 偶然に極端な良い結果が出やすい小規模の研究であるが，逆に小規模の研究で有意差が出ていることを考えると，大きな効果を期待できる治療かもしれない。

解答　ミソプロストール投与という選択肢を見つけた。明確なエビデンスではなく，自分自身で臨床試験を計画してもよいかもしれない

① → ④

文献

1) Briner W, et al: Synthetic prostaglandin E1 misoprostol as a treatment for tinnitus. Arch Otolaryngol Head Neck Surg. 1993; 119(6): 652-4.
2) Yilmaz I, et al: Misoprostol in the treatment of tinnitus: a double-blind study. Otolaryngol Head Neck Surg. 2004; 130(5): 604-10.

Case 14 乳幼児突然死症候群の予防におしゃぶりが有効？

7カ月の男児。予防接種で来院した際に，ほかに何かあればと聞いたところ，「いつもうつ伏せになって寝ているのですが大丈夫でしょうか。夜起きて気づいたときには仰向けに直してやるのですが，気がつくとまたうつ伏せで寝ているのです。このままでいいのでしょうか」と質問された。

両親の喫煙はない。インターネットでもいろいろ調べており，既にたくさんのことに気をつけている。母親のベッドの脇に子ども用ベッドを置いて，同じ部屋で寝ているということである。硬めのベッドや枕を使うようにして，クッションやぬいぐるみもベッドに入れないようにしているという。

これまでの診療での対応

皆さんはこれまでどのように対応してきただろう。今の時点の考えを確認しておこう。

選択肢

① 自分で寝返りをうてるのなら心配ないと説明する
② 気がついたら仰向けに直すという今の対応で大丈夫と答える
③ 専門医を紹介する
④ 勉強してから考える

筆者自身の勉強以前の対応

筆者自身は，「硬めのベッドや枕を使ったりして，今でもいろいろよく気をつけているので，できることはやっていると考えてよいのではないでしょうか。それ以上の対応はなかなか難しいかもしれません」ととりあえず答えた。この患者は予防接種後30分間の待合室での待機があるため，その時間を利用してちょっと調べてみることにした。

その場の1分

UpToDate[*1]を検索してみる。乳幼児突然死症候群（sudden infant death syndrome：SIDS）を日本語で検索すると，Sudden infant death syndrome：Risk factors and risk reduction strategiesという項目が検索される。Protective factorsのところに以下の記述がある。

Pacifier use–Use of a pacifier ("dummy" "soother") during sleep appears to reduce the risk of SIDS. This was shown in a meta-analysis of seven studies, in which the multivariate summary odds ratio was 0.71 [95% CI 0.59-0.85] for usual pacifier use and 0.39 [95% CI 0.31-0.50] for pacifier use during last sleep [112]. The mechanism for this association is unclear ; it may be related to the lowered arousal threshold during pacifier use [113, 114] (see 'Pathogenesis' below). Because of this apparent reduction in risk, the AAP[*2] suggests offering a pacifier during sleep, provided that it does not interfere with establishment of breast feeding [3].

*1：UpToDate [http://www.uptodate.com/]
※編集部注　*2 AAP：American Academy of Pediatrics

'pacifier'が何のことだかわからないが，Google Chromeの拡張機能にある英単語の翻訳ツールを使うと，「おしゃぶり」であることがわかる。このツールは，意味のわからない英単語のところにカーソルを合わせるだけで訳が示される便利なツールである（図1）。

読み進めると，7つの研究を統合したメタ分析で，おしゃぶりの使用で乳幼児突然死に対する相対危険が0.71，つまり30％近く危険が減るというのである。次の患者の診察がせまっており，ここで区切りをつけて母親に説明

することにした。待合室で待つ母親に，「おしゃぶりを使うと突然死の危険が30％くらい減るという研究があるようです。一応権威ある医学データベースの記述ですから，試してみてもよいかもしれません」と伝えた。

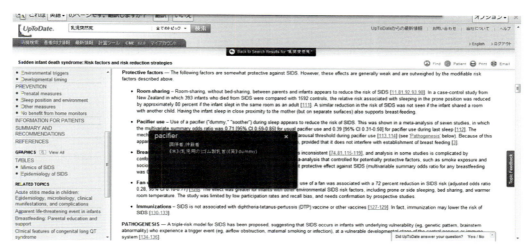

図1 ● UpToDateの検索画面と英語辞書機能追加

ポップアップの英語辞書を入れれば，意味のわからない単語にカーソルを合わせるだけで日本語訳が表示される。Google Chromeの無料の拡張機能「ポップアップ英単語」を使う。詳細は以下のアドレス
[https://chrome.google.com/webstore/detail/mgnimddpbljigajmfloedpmibnhieajd]

（＊1より引用）

その日の5分

その日の診療を終えて，乳幼児突然死症候群とおしゃぶりの関係を検討したメタ分析について，もう少し勉強してから帰ることにした。UpToDateの参考文献からMEDLINEにアクセスすると，この論文[1]は無料で全文が公開されているので，全文を入手し，2〜3分でざっと読んでみる[2]。

論文抄録で，このメタ分析は症例対照研究を統合したものであることがわかる。症例対照研究のメタ分析なので，多変量解析を行った結果をチェックする。すると，Fig1と2に多変量解析の結果が示されている。

おしゃぶりを常用しているかどうかでの解析では，4つの研究結果が統合され，おしゃぶりの常用によりリスクが低下し，相対危険は0.71，95％信頼区間は0.59〜0.85である（図2a）。さらに直前の睡眠時に使っていたかどうかでの解析では，7つの研究が統合され，相対危険と95％信頼区間は，0.39（0.31〜0.50）となっている（図2b）。

症例対照研究のメタ分析であることを考慮しても，0.39というオッズ比をバイアスだけで説明するのは困難かもしれない。おしゃぶりに害がないのであれば，使ってみてもよいような気がする。

UpToDateでおしゃぶりの害について記載がないかどうか確認すると，急性中耳炎のリスクが増すかもしれないという記述はあるが，重大なものはなさそうである。

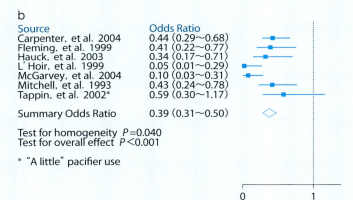

図2 ● 元論文の結果
a：おしゃぶりの常用によるリスクの減少
b：直前の睡眠時のおしゃぶりの使用によるリスクの減少

（文献1より改変）

勉強内容の まとめ

- おしゃぶりが乳幼児突然死症候群を予防するかもしれないという症例対照研究のメタ分析がある。
- おしゃぶりが中耳炎のリスクを高めるという報告はあるが，対応の選択肢の1つとして患者に示してよいように思われる。

解 答　乳幼児突然死症候群はおしゃぶりで多少は予防できるかもしれない

① ④

文献

1) Hauck FR, et al：Do pacifiers reduce the risk of sudden infant death syndrome? A meta-analysis. Pediatrics. 2005；116(5)：e716-23.
2) 名郷直樹：ステップアップEBM実践ワークブック．南江堂, 2009, p144.

Case 15 薬で散らした虫垂炎の再発率はどれくらいか？

　37歳の女性。虫垂炎疑いで紹介したが，患者の希望もあり，手術はせず抗菌薬による内科治療でフォローすることになった。翌日には軽快傾向となり，そのまま手術は見合わせ，抗菌薬治療を継続した。1週間後には症状も完全に消失したが，患者から以下のように質問された。
　「外科の先生には，いったん良くなってもまた悪くなることがよくあると言われたんですが，薬で散らした虫垂炎はどれくらい再発するんでしょうか？」

これまでの診療での対応

こういう状況でとりあえずどのように対応するだろうか。一度考えてみよう。

選択肢
① 再発するかどうかは運だと答える
② かなりの割合で再発すると思うと言う
③ 全部が再発するわけではないと説明する
④ 勉強してから説明する

その場の1分

　幸い今日は外来も空いており，次の患者もいない。「お急ぎでないのなら，少し調べてみますから，2～3分お待ち頂けますか」と言うと，待てると言う。そこでUpToDate*をまず1分調べてみる。検索は日本語で「虫垂炎」の1単語である。
　Acute appendicitis in adults：Managementの項目が容易に検索され，

その中にOUTCOMES WITH MEDICAL THERAPYという項目がある。このような臨床の疑問に沿った項目立てこそ，UpToDateの大きな特徴の1つである。今回の疑問に関連する部分を抜き出してみる。

- A trial of 243 patients (mean age 33 years) with uncomplicated appendicitis documented by a preoperative CT scan were randomly assigned to medical therapy alone with amoxicillin plus clavulanic acid for 8 to 15 days or appendectomy [3]. Among patients in the appendectomy arm, 20 percent had complicated appendicitis at the time of surgery. Thus, a preoperative CT showing uncomplicated appendicitis does not exclude complicated disease.

The occurrence of postoperative peritonitis within 30 days of beginning treatment was the primary endpoint. The pertinent outcome findings included:
—Postoperative peritonitis was significantly more frequent in patients treated with amoxicillin plus clavulanic acid compared with appendectomy (8 versus 2 percent).
—*Fourteen patients (12 percent) treated with antibiotics underwent an appendectomy within 30 days of treatment.*
—*An additional 30 patients underwent an appendectomy within the year following antibiotic therapy, 26 of whom had confirmed acute appendicitis.*

引用されている論文[1]は，抗菌薬治療と虫垂切除術を比較したランダム化比較試験である。抗菌薬で治療されたグループでは30日以内に12％が虫垂切除術を受けた。さらに1年以内に30人が手術を受け，そのうち26人が急性虫垂炎の診断であった，と記載されている。加えて，3つのランダム化比較試験をまとめた総説が引用されており，下記のように記載されている。

—Among the 350 patients treated with antibiotics alone, 112 (32 percent) failed initial medical therapy and were treated with an appendectomy.

― In the 238 patients who responded to medical therapy and did not undergo surgery during the acute episode, symptoms recurred in 38 (16 percent) within one year and underwent appendectomy. Histologic findings were available for 35 patients and included phlegmon in 25, perforation in 9, and gangrene in 1.
― Overall, 58 percent of the initial cohort treated with antibiotics remained asymptomatic at one year of follow-up.

内科治療群全体では32％が虫垂切除となり，内科治療でいったん軽快した患者であっても，1年以内に16％で症状が再発し，虫垂切除術が施行され，最終的には1年後で58％が無症状であったとある。

＊：UpToDate [http://www.uptodate.com/]

その後の診療

このUpToDateの記載をふまえ，患者には以下のように説明した。

「最近の研究のまとめでは，薬で散らした人のうち1カ月以内に1割くらいの人が手術を受け，1年以内に20～30％の人が結局手術を受けたとありました。外科の先生がおっしゃった通りです。痛みが再発するようなことがありましたら，また来院して下さい」

その日の5分

その日の帰宅前に元論文までたどって勉強してみる。原著論文を入手し，表1に示す"歩きながら論文を読む法"[2]を使って短時間で読む。この論文はランダム化比較試験である。一次アウトカムは30日以内の腹膜炎で，手術群で2％，抗菌薬治療群で8％と，手術群のほうが少ないという結果である。さらに図表を順番に見ていくと，Table 4（表2）に抗菌薬群に割り付けられたにもかかわらず，最終的には手術を受けた患者の詳細が記載されており，30日以内に手術になった患者では腹膜炎を併発する虫垂炎が9/14に対し，1カ月後から1年の間で手術になった患者では3/30とある。

後者の割合は早期の手術よりもやや少ない傾向を示している。

この結果を見ると，まずは1カ月は注意深くフォローする必要があり，1

カ月以内の再発の場合には腹膜炎にならないよう，患者に早めの対応を勧める必要があるかもしれない．

表1 ● 歩きながら論文を読む法
　　　：ランダム化比較試験編

1. 論文の「PECO」を読み込む
2. ランダム化かどうかをチェックする
3. 一次アウトカムの結果を読み込む

PECO：Patient（患者）
　　　Exposure（曝露）
　　　Comparison（比較）
　　　Outcome（結果）

（文献2より改変）

表2 ● 元論文のTable 4

	within 30 days ($n=120$)	between 30 days and 1 year of follow-up ($n=102$)[*1]
number of patients (%；95％CI)	14（12％；7.1〜18.6）	30（29％；21.4〜38.9）
appendicitis (%；95％CI)	13（11％；6.4〜17.7）	26（25％；18.0〜34.7）
complicated[*2]	9	3
uncomplicated	4	23
no appendicitis	1	4
Fibrous	1	4

*1：120 patients in the antibiotic-treatment group minus 14 patients who had an appendicectomy during the first 30 days of follow-up and four who discontinued follow-up before 1 month.
*2：complicated appendicitis with peritonitis.
　　Table 4：Aspects of appendices during appendicectomies done in 44 of 120 patients treated initially with antibiotics (intention-to-treat population)

（文献1より引用）

今後の診療でどう活かすか

無駄な手術を減らす努力と腹膜炎を予防する努力は相反する。せめて今回勉強したような「早期手術では2%と少ない腹膜炎が，内科治療をした場合10%近くまで増える危険がある」という情報だけは伝えたい。

勉強内容のまとめ

- 虫垂炎は内科治療で様子を見た場合，腹膜炎の危険が高い。
- 腹膜炎は30日以内に手術となった患者に多い。
- 1カ月以上の経過を経て再手術となった患者では腹膜炎の危険は少なく，早期手術の場合と大きな差はない。

解答　約10%が1カ月以内に手術になり，その場合には腹膜炎の危険が早期手術よりも高い
④

文献

1) Vons C, et al : Amoxicillin plus clavulanic acid versus appendicectomy for treatment of acute uncomplicated appendicitis : an open-label, non-inferiority, randomised controlled trial. Lancet. 2011 ; 377(9777) : 1573-9.
2) 名郷直樹：ステップアップEBM実践ワークブック．南江堂，2009, p101.

Case 16 おしゃぶりは歯並びを悪くする？

7カ月の男児。母親がおしゃぶりを使わせているが，インターネット上の何かの学会の記事で，おしゃぶりは歯並びを悪くするというのを見つけ心配になり，やめたほうがよいだろうかと来院した。「最初は噛む力や吸う力が鍛えられ，歯並びにもいいと思って使っていたのですが，ネット上でも賛否両論があり，どうすればいいかわからなくなってしまいました」と言う。

これまでの診療での対応

皆さんはこれまでどのように対応してきただろう。まず，今の時点での考えを確認しておこう。

選択肢

① 突然死を減らすという研究もあり，悪い点ばかりではないと説明する
② 絶対に必要なものではないのでやめてみることを勧める
③ どちらでもよいと答える
④ 勉強してから考える

筆者自身の勉強以前の対応

育児中の母親は，こういう1つ1つのことでいろいろ心配になることがたくさんあり，そこをきちんと受け止める必要がある。まずは，「歯並びも心配ですよね」と受け止めてみる。「歯列矯正という方法もありますが，ずいぶんお金もかかりますし，きれいな

歯並びに越したことはないですから，そうした心配もよくわかります。ただ，今すぐにどうするか決めないといけないわけではないですから，少し私に時間を下さい。今ちょっと調べてみますから」と言って，数分待ってもらうことにした。

> **その場の 1 分**
>
> 学会の意見がどういうものかをインターネット上で検索してみる。「おしゃぶり」「学会」「歯並び」の3語で検索すると，日本小児歯科学会のホームページ [http://www.jspd.or.jp/contents/main/proposal/index03_04.html#pro04] が検索される。「小児歯科医は指しゃぶりほどではないが，おしゃぶりを長期に使用すると乳歯の噛み合わせに悪影響を与えると考えている」[1]と書かれており，米津，今村らの2つの論文内容が簡潔にまとめられている。
>
> 「おしゃぶりや指しゃぶりと乳歯の噛み合わせとの関係を調べるため，米津は1歳6カ月児，2歳児，3歳児，5歳児歯科健康診査に来院した1,120名について調査した。その結果，2歳児では指しゃぶり（吸指群）で出っ歯（上顎前突）が，おしゃぶり群で開咬が高頻度にみられ，5歳児ではこの傾向がさらに増大したと報告している。今村らは4-5歳の小児432名についておしゃぶり，指しゃぶりと乳前歯部開咬について調査し，おしゃぶり群は指しゃぶり群より軽度だが，年齢が高くなるまで長期に使用すると乳前歯部が開咬となりやすいという結果を得ている。いずれの調査もおしゃぶりを長期に使用すると噛み合わせに悪い影響を与えることを示している。」[1]
>
> まとめの部分には以下の記載がある。
>
> 「おしゃぶりは出来るだけ使用しない方がよいが，もし使用するなら咬合の異常を防ぐために，次の点に留意する。
> (1) 発語やことばを覚える1歳過ぎになったら，おしゃぶりのフォルダーを外して，常時使用しないようにする。
> (2) おそくとも2歳半までに使用を中止するようにする。
> (3) おしゃぶりを使用している間も，声かけや一緒に遊ぶなどの子どもとのふれあいを大切にして，子どもがして欲しいことや，したいことを満足させるように心がける。子育ての手抜きとし便利性からだけでおしゃぶりを使用しないようにする。
> (4) おしゃぶりだけでなく指しゃぶりも習慣づけないようにするには，(3)

の方法を行う。

(5) 4歳以降になってもおしゃぶりが取れない場合は，情緒的な面を考慮してかかりつけの小児科医に相談することを勧める。」[1]

残念ながら引用元の論文は不明である。研究デザインは横断研究の可能性が高いが，はっきりしない。1分ではここまでが限界である。

その後の診療

ここまでの情報で，いったん患者に説明することにする。実際の説明はだいたい以下のようなものであった。

「確かに日本小児歯科学会がおしゃぶりはできるだけしないほうがいいという意見を出しています。単なる噂話でなく，学会の意見ですから信用性は高いと思います。ただ長期にわたる場合が問題で，1歳過ぎには常時使わないようにするとも書かれていますから，これから1歳に向けて，徐々に使わないようにしていけばそれほど問題はないと思います」

その日の5分

その日の診療を終えて，おしゃぶりと歯並びを検討した日本人の論文をインターネット上で探してみるが，手に入らない。そこでPubMedのClinical Queries*を 'pacifier' の1語で，カテゴリーはEtiology，範囲はNarrowのフィルターで検索する（図1）。

すると49のメタ分析が検索され，その中に歯列とおしゃぶりの関連を検討したメタ分析が1つ見つかる[2]。しかし，残念ながら全文を入手することはできない。とりあえずabstractだけ読んで今日は帰ることにする。

メタ分析であることはわかるが，元論文の研究デザインは不明である。結果を読むと以下のようにある。

Several articles showed that pacifier use beyond age 3 has an increasingly harmful effect on the developing dentition. The most notable changes are an increase in the prevalence of an anterior open bite, posterior cross bite, narrow intercuspid width of the maxillary

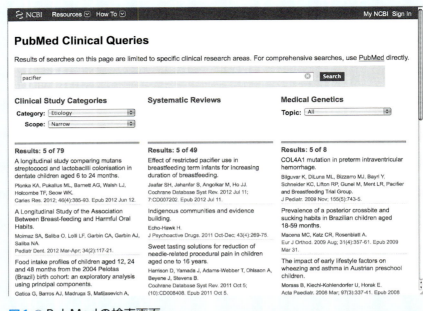

図1 ● PubMedの検索画面
Clinical Queriesを'pacifier'で，カテゴリーはEtiology，範囲はNarrowのフィルターで検索
(＊より引用)

arch, and a high narrow palate. If the pacifier was used beyond the age of 5, the effects became more severe. Pacifier use is prevalent in most countries and does not alter the dentition if its use is stopped by age 2 to 3.

　3歳以降まで検討した論文は複数あり，'anterior open bite, posterior cross bite, narrow intercuspid width'が増加し，5歳を超えると重症になる。ただ2〜3歳までにおしゃぶりをやめるならば問題ないとある。日本小児歯科学会の観察研究と同様である。乳歯レベルの歯列の評価にとどまり，永久歯でどうかという評価をした研究はないようだ。エビデンスレベルで言えば，「代用のアウトカムで検討された観察研究」ということになる。前述の(Case14, p103参照)おしゃぶりが突然死を減らすというようなメタ分析とあわせて考えれば，おしゃぶりはやめるべきというのも言い過ぎだろう。かといって積極的に勧めるというのも問題だ。そうすると，この論文にある「2〜3歳までにやめれば大丈夫」という意見は妥当なものに思える。

＊：PubMed Clinical Queries [http://www.ncbi.nlm.nih.gov/pubmed/clinical]

勉強内容の まとめ

おしゃぶりが乳幼児期の歯並びを悪くするという観察研究のメタ分析があり，それを支持する日本人の研究もある。

ただ永久歯の段階でどうかという報告はなく，そうした長期の観察研究結果が待たれるところである。

解 答	おしゃぶりで乳歯の歯並びは悪くなる危険がある。 ただ長期の使用でなければ それほどの心配はいらないかもしれない ④ → ①

文献

1) 日本小児歯科学会：おしゃぶりについての考え方．2005．[http://www.jspd.or.jp/contents/main/proposal/index03_04.html#pro04]
2) Poyak J：Effects of pacifiers on early oral development. Int J Orthod Milwaukee. 2006;17(4):13-6.

Case 17 吸入ステロイドで安全なのは？

　3歳の女児。これまで感冒症状を契機とした喘鳴のエピソードや，夜間や運動時に増悪する咳嗽で受診歴があった。気管支喘息の診断で，スペーサーを併用した吸入ステロイド（フルチカゾン50μg1日2回吸入）および運動誘発があるためモンテルカスト内服を導入したところ，症状は安定した。今回は尿意頻回の主訴で受診した。膀胱炎の除外が必要と考え，尿検査を施行することとした。母親にほかに気になることはないか聞いたところ，「最近，いわゆるママ友にブデソニドの吸入のほうが安全と聞いたのですがどうなのでしょうか」と質問があった。

これまでの診療での対応

　まず，現時点での皆さんの考えを確認しておこう。

選択肢
① ブデソニド吸入に変更する
② フルチカゾン吸入のままでよいと答える
③ どちらでもよいと答える
④ 勉強してから考える

筆者自身の勉強以前の対応

妊婦では，ブデソニド吸入が安全という研究[1]があるのは知っていたが，小児で吸入ステロイドの安全性を比較した研究についての知識はなかった。これから尿検査があるため，「検査の間に少し調べさせて下さい」と答え，「その場の1分」を実践することにした。

その場の1分

UpToDate[*1]を検索してみる。'ブデソニド'で検索すると，12歳未満の小児における慢性喘息：コントローラ剤の項が見つかる。INHALED GLUCOCORTICOIDSのAdverse effectsの項目を見ると，

'Adverse effects of inhaled glucocorticoids appear to be rare and are dose related ; they are reviewed separately (see "Major side effects of inhaled glucocorticoids").' とある。副作用自体が稀なのかと思いながら，次の項へ飛ぶ。

SUMMARY AND RECOMMENDATIONSの項をチェックする。まず保護者が懸念するのは全身性の副作用と思われ，それに関連する記載を見る。

- Possible systemic side effects of ICS[*2] include short-term growth deceleration in children, osteoporosis in adults, adrenal suppression, and adverse ocular effects. A critical issue in the study of systemic side effects from ICS is whether a measurable short-term effect translates into a significant clinical consequence with long-term use. Careful follow-up studies are needed to determine this. (See 'Systemic side effects' above.)
- In children, both ICS therapy and untreated asthma itself have been associated with deceleration of growth velocity. The effects are most pronounced with severe asthma. Inhaled GC[*3] do cause changes in very sensitive measures of growth velocity ; however, asthmatic children appear to continue growing over a longer period of time and ultimately attain normal adult height. (See 'Skeletal effects' above.)

*1：UpToDate [http://www.uptodate.com/]
※編集部注　*2：ICS：inhaled corticosteroids　*3：GC：glucocorticoid

短期間の影響がみられるとしても，長期的に見れば発育遅延も問題とならないようである。

　時間もないのでブデソニドとフルチカゾンを比較した研究がないか探してみる。ここでは画面右上にある'Find'を使うと便利である。'budesonide'で検索すると19箇所，'fluticasone'で検索すると8箇所記載があるので，より少ない'fluticasone'の検索結果からNextボタンをクリックして記載箇所を次々に見ていく（図1）。

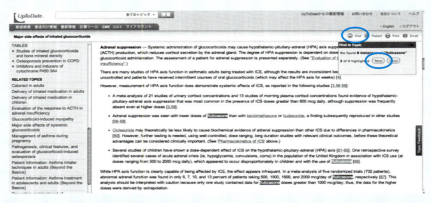

図1 ● FindとNextのボタン
fluticasoneが強調される　　　　　　　　　　　　　　　　　　　　　　　　（＊1より引用）

　SYSTEMIC SIDE EFFECTSのうち，Adrenal suppressionの項で複数箇所記載があり，直接比較の論文もあるが，コルチゾール濃度など代用のアウトカムの論文ばかりである。唯一，'One retrospective survey identified several cases of acute adrenal crisis (ie, hypoglycemia, convulsions, coma) in the population of the United Kingdom in association with ICS use (at doses ranging from 500 to 2000 mcg daily), which appeared to occur disproportionately in children and with the use of fluticasone [66].'と，英国における，小児での吸入ステロイドに関連した副腎クリーゼの症例についての論文が見つかる[2]。PubMedの抄録までたどってみると，幸い無料で全文閲覧が可能であった（図2）。

　ここで尿検査の結果が返ってくる。

> **ORIGINAL ARTICLE**
>
> **Survey of adrenal crisis associated with inhaled corticosteroids in the United Kingdom**
>
> G R G Todd, C L Acerini, R Ross-Russell, S Zahra, J T Warner, D McCance
>
> Arch Dis Child 2002;**87**:457–461
>
> **Background:** Until recently, only two cases of acute adrenal crisis associated with inhaled corticosteroids (ICS) had been reported worldwide. We identified four additional cases and sought to survey the frequency of this side effect in the United Kingdom.
> **Methods:** Questionnaires were sent to all consultant paediatricians and adult endocrinologists registered in a UK medical directory, asking whether they had encountered asthmatic patients with acute adrenal crisis associated with ICS. Those responding positively completed a more detailed questionnaire. Diagnosis was confirmed by symptoms/signs and abnormal hypothalamic-pituitary-adrenal axis function test results.
> **Results:** From an initial 2912 questionnaires, 33 patients met the diagnostic criteria (28 children, five adults). Twenty-three children had acute hypoglycaemia (13 with decreased levels of consciousness or coma; nine with coma and convulsions; one with coma, convulsions and death); five had insidious onset of symptoms. Four adults had insidious onset of symptoms; one had hypoglycaemia and convulsions. Of the 33 patients treated with 500–2000 µg/day ICS, 30 (91%) had received fluticasone, one (3%) fluticasone and budesonide, and two (6%) beclomethasone.

図2 全文入手した論文の抄録　　　　　　　　　　　　　　　　　　（文献2より）

この時点での患者への説明

　尿検査の結果は膿尿があり，症状と合わせて膀胱炎の診断でよさそうだ．尿培養提出の上，抗菌薬を処方して本日の診療は終了する．母親には，「基本的には吸入ステロイド自体が比較的安全で，お子さんの全身への副作用は心配しなくてよさそうです．ブデソニドがフルチカゾンより安全かに関しては，1つ論文が見つかりましたので勉強してみます．次回の診察のときに説明させて下さい」と話した．

その日の5分

　午後の空いた時間で先ほどの論文を3分くらいで読んでみる．症例シリーズ研究であり，2,912人の小児科コンサルタントおよび成人の内分泌専門医に質問紙を送付し，吸入ステロイドに関連した副腎クリーゼの喘息患者を経験したかについての回答を得たものである．回答数は709（24％）であり，回答率は低い．

　結果は，診断基準を満たした症例が33（うち小児28）例あり，そのいずれもが500〜2,000µg／日の吸入ステロイドで治療を受けており，そのうち30例がフルチカゾンを投与されていた，というものである．当時の英国での吸入ステロイドの処方状況を考えると不釣り合いにフルチカゾンの割合が多いと結論づけている（図3）[2]．論文としては，筆頭著者がブデソニドの発

売元であるAstraZeneca社から講演料を受け取っていたりと，利益相反の問題も無視できないかもしれない。

最低の投与量でも500μg/日と，日本での添付文書上の最大投与量200μg/日をはるかに超えるものである。ましてや本日の患者は100μg/日で症状コントロール良好であり，副腎クリーゼを懸念する必要はないと考えた。

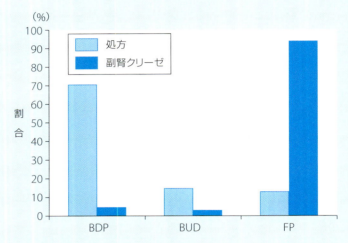

図3 各吸入薬の処方の割合と副腎クリーゼを生じた割合の不均衡を強調した図
BDP：ベクロメタゾン，BUD：ブデソニド，FP：フルチカゾン
（文献2より改変）

患者のその後

数日後，フォローの外来に母子がやってきた。膀胱炎の症状は軽快しており，起因菌も感受性良好な大腸菌であった。宿題の吸入薬に関して，母親には，「フルチカゾンでは，日本で投与される一番多い量の2.5倍以上の量で副腎皮質ホルモンが不足した結果起こる重大な副作用の報告がありますが，お子さんのように少ない吸入量ではブデソニドとも差がなく，その他の副作用を含めて心配する必要はないでしょう。また，ブデソニドでは超音波ネブライザーを購入する必要があり，スペーサーを使えない器具の問題もあります。今はフルチカゾン吸入を継続し，お子さんがもう少し大きくなられて，また吸入する量が増えたりする場合に，ブデソニドの吸入への変更を考えてもよいのではないでしょうか」と説明し，フルチカゾンによる治療継続の同意を得た。

勉強内容の まとめ

- 日本での通常投与量では，吸入ステロイドの全身への副作用は気にしなくてよい。
- 外国では高用量の吸入ステロイドによる副腎クリーゼの発生が報告され注意が喚起されている。
- 高用量の場合の副腎不全，副作用の頻度はフルチカゾンよりブデソニドのほうが少ないかもしれない。

解答　日本での通常投与量では吸入ステロイドは安全。幼児では吸入器具の問題もある
④ → ③

文献

1) Norjavaara E, et al：Normal pregnancy outcomes in a population-based study including 2,968 pregnant women exposed to budesonide. J Allergy Clin Immunol. 2003;111(4):736-42.
2) Todd GR, et al：Survey of adrenal crisis associated with inhaled corticosteroids in the United Kingdom. Arch Dis Child. 2002;87(6):457-61.

Case 18 X脚はいつ紹介すべきか？

　2歳の女児。喘息発作で通院中。夜間の咳が残るが，喘鳴はほぼ消失している。母親に「喘息発作はほぼ治まっています。咳が多少残っているので，もう一度吸入しておきますか」と告げたところ，「吸入も1回やっておきたいのですが，今日は別の相談があるのです」と言う。何でも聞いて下さいと言うと，「もともと内股気味だったのですが，最近だんだんひどくなっている気がして心配なんです。このまま放っておいてよいでしょうか」と相談を受けた。診察すると，確かにX脚である。しかし，左右対称で，歩行自体に問題はなく，これまでの乳児健診でも異常がなかったという。

これまでの診療での対応

　まず，現時点での皆さんの考えを確認しておこう。

選択肢

① 様子を見る
② 経過観察し，悪化傾向にあれば専門医に紹介する
③ 直ちに専門医に紹介する
④ 勉強してから考える

その場の1分

母親に「吸入している間に，少し調べてみます」と告げ，「その場の1分」でUpToDate*を検索してみる。

日本語検索システムを使い「X脚」で検索すると，容易に'Approach to the child with knock-knees'というトピックが検索される。目次を眺めるとINDICATIONS FOR REFERRALという項目があり（図1），紹介すべき場合が簡潔にまとめられている（表1）。

そこには，膝を進展させ大腿骨内果をくっつけたときに，足関節内果間の距離が8cm以上の場合，4～5歳を過ぎても進行性の場合，7歳以後も持続する場合，片側性，非対称性の場合，歩行時の内側への突出，低身長，内分泌疾患，下肢の骨折，感染，腫瘍，関節の腫脹/熱感がある場合，が紹介すべきものとして挙げられている。

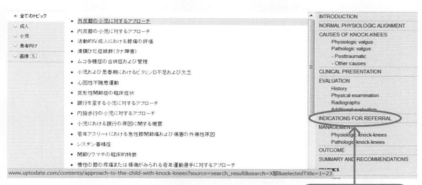

図1 ● UpToDateで紹介すべきX脚を調べる
（*より引用）

「紹介すべき場合」という項目がある

表1 ● 紹介すべきX脚（Clues to pathologic causes of knock-knees in children）

- Severe knock-knees (>8cm between the medial malleoli with patellas facing forward and femoral condyles together)
- Progressive knock-knees deformity after age 4 to 5 years
- Persistent knock-knees (after age 7 years)
- Unilateral or asymmetric valgus deformity
- Medial thrust with ambulation
- Short stature
- History of metabolic disease, lower-extremity fracture, infection, tumor, or joint swelling/warmth

＊：UpToDate [http://www.uptodate.com/]

その後の診療

吸入後、再び診察すると喘鳴は完全に消失している。内果間の距離も8cm以下なのは明らかである。そこで以下のように説明した。「程度がひどい場合や、4～5歳を過ぎても悪くなっているような場合、7歳を過ぎても症状が続いている場合には精密検査をしたほうがいいようですが、2歳の時点ですぐに検査をしなければいけないということはありません。4歳くらいまでは、気長に経過を見ていきましょう」

その日の5分

診療時間内には紹介すべきチェックポイントのみを参照して患者に説明したが、そのチェックポイントの根拠となっている事柄を調べてから帰ることにした。

「その場の1分」で検索したUpToDateをもう少し詳しく読み込んでみる。すると、下肢のアラインメントが年齢に伴ってどのように変化するかを示したグラフが示されている（図2）。

生下時にはO脚であったものが、2歳手前でほぼまっすぐとなり、その後3～4歳にかけてX脚傾向が強くなる。そして、その後6～7歳になるにつれて、X脚が改善していくものの、軽度のX脚が持続することが示されている。

このグラフの元になったと思われる原著論文が引用されているので、この論文をPubMedのIDであるPMIDからたどってみると、全文が無料で手に入ることがわかる[1]。これを入手し、ざっと読んでみる。

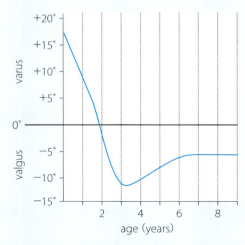

図2 ● 脛骨大腿骨角の年齢に伴う変化

（文献1より引用）

この論文は1975年に出版された40年も前のものである。それがネット上で無料で手に入るとはなんとすばらしいことだろう。これは，きちんと読まなくては無料提供に対して申し訳ない。論文要約を以下に示す。

　Patient（患者）：何らかの問題で病院を訪れた979人の小児
　Exposure（曝露）：年齢
　Comparison（比較）：なし
　Outcome（結果）：X線写真による脛骨大腿骨角

横断研究であるので，脛骨大腿骨角の測定をアウトカムとするのは不適切かもしれない。また，厳密に言えば，昔の乳児はX脚で，最近の乳児はO脚であるという可能性も考えられるが，可能性はきわめて低いだろう。またO脚のひどい子どもがどんどん亡くなっていってX脚の子どもが生き残るという可能性もほとんどないだろう。そう考えると，この横断研究をもって前向き研究と同様な結果が示されていると考えてみて差し支えないと思われる。

結果はUpToDateに示されたものとほぼ同様であるが，13歳までの結果も示されていた（図3）。またUpToDateのグラフの実線は，実測値からの推定ラインだということがわかる。

X脚のアウトカムを考える上での最も重要な論文が，1,000人近い小児を対象にした，X線写真撮影による脛骨大腿骨角の測定を行った35年以上前の力技の横断研究というのは，なかなか興味深いものがある。

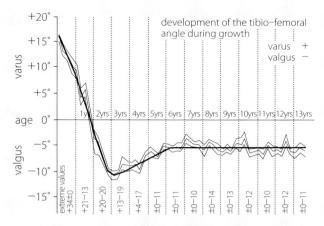

図3 ● 根拠となった40年前の論文に掲載された元のグラフ

（文献1より引用）

この時点での患者への説明

　ここまで読んで今日の患者のことを振り返ると，2歳過ぎからX脚が進んできたというのは，小児の平均的な下肢の変化を，母親がきわめて正確に観察していた結果であるのかもしれない。改めて母親が子どもに向けるまなざしの威力を実感する。医師自身がそのようなまなざしを持つことができたら，まだまだ新たな発見があるかもしれない。

勉強内容のまとめ

✒️ 乳児の下肢は，1歳半まではO脚で，その後2〜3歳になるにつれX脚となり，その後7歳過ぎまでX脚傾向が続くのが正常である。

解答　40年前の論文が役に立ち，母親の観察はそれに匹敵する
④ → ①

文献

1) Salenius P, et al : The development of the tibiofemoral angle in children. J Bone Joint Surg Am. 1975 ; 57(2) : 259-61.

Case 19 突発性発疹で発疹が出てくるのはいつごろか？

　11カ月の女児。昨日の夕方から発熱。機嫌は良く，熱以外に症状はない。身体所見上も異常所見を認めない。「今の時点では機嫌も良く，経過を見て熱が下がっていくようなら心配ありません。この時期の発熱では突発性発疹がよくあるので，熱が下がったときに発疹が出てくるかもしれません。ただ，発疹が出てくるようなら，薬のアレルギーや，はしか，川崎病ということもないわけではありませんから，再度受診して下さい」と話すと，「発疹はいつごろ出てくるのでしょうか。明日ということもあるのでしょうか。何日くらい発疹に気をつければいいのでしょうか」と質問を受けた。

これまでの診療での対応

　まず，現時点での皆さんの考えを確認しておこう。

選択肢

① 熱が下がったときと思っていればいいですよ
② 経験から，だいたい3〜4日後です
③ 明日のこともありますし，1週間後くらいのこともないとは言えません
④ 勉強してから考える

筆者自身の勉強以前の対応

患児の母親に「私の経験では3〜4日というところです。解熱剤の処方箋をお出ししますのでしばらくお待ち下さい」と告げ,「その場の1分」でUpToDateを検索してみる。

その場の1分

UpToDate*の日本語検索システムを使い「突発性発疹」で検索すると,容易にRoseola infantum (exanthem subitum) というトピックが検索される。目次を眺めるとClinical courseという項目があり(**図1**),発熱の臨床経過について簡潔にまとめられており,'three to five days (mean 3.8 days)' と書かれている。

だいたいの経験から答えた3〜4日というのは,UpToDateとほぼ同じであった。ただ,これでわかるのは平均値だけで,どれくらいの幅に分布するのかはわからない。しかし,次の患者の予約時間が過ぎており,とりあえず勉強はここまでにする。

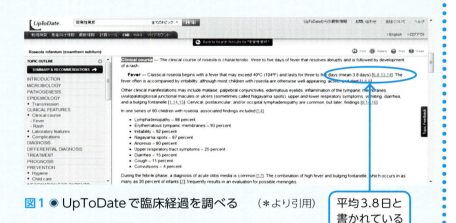

図1 ● UpToDateで臨床経過を調べる　　(*より引用)

平均3.8日と書かれている

*：UpToDate [http://www.uptodate.com/]

その日の5分

その日の診療後,同僚と今日の患者を振り返る際に,「その場の1分」で検索したUpToDateから引用文献をたどってみる。すると,日本人の研究[1]が引用されていることがわかる。その論文の全文が手に入らないかとPubMedのリンクをたどってみるが,残念ながら抄録までである。そこで,この抄録

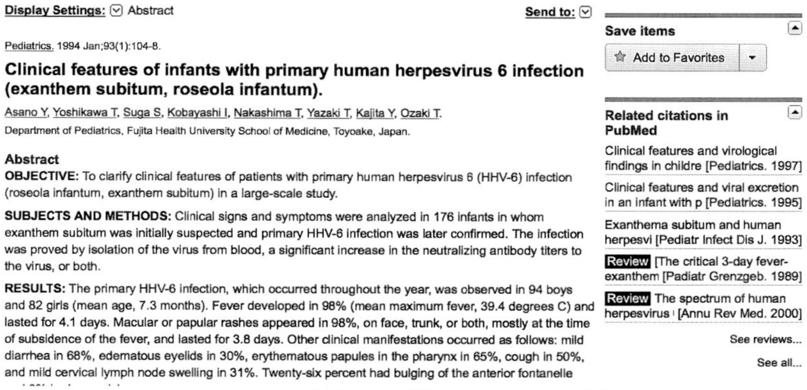

> **Display Settings:** Abstract **Send to:**
>
> Pediatrics. 1994 Jan;93(1):104-8.
>
> **Clinical features of infants with primary human herpesvirus 6 infection (exanthem subitum, roseola infantum).**
>
> Asano Y, Yoshikawa T, Suga S, Kobayashi I, Nakashima T, Yazaki T, Kajita Y, Ozaki T.
> Department of Pediatrics, Fujita Health University School of Medicine, Toyoake, Japan.
>
> **Abstract**
> **OBJECTIVE:** To clarify clinical features of patients with primary human herpesvirus 6 (HHV-6) infection (roseola infantum, exanthem subitum) in a large-scale study.
>
> **SUBJECTS AND METHODS:** Clinical signs and symptoms were analyzed in 176 infants in whom exanthem subitum was initially suspected and primary HHV-6 infection was later confirmed. The infection was proved by isolation of the virus from blood, a significant increase in the neutralizing antibody titers to the virus, or both.
>
> **RESULTS:** The primary HHV-6 infection, which occurred throughout the year, was observed in 94 boys and 82 girls (mean age, 7.3 months). Fever developed in 98% (mean maximum fever, 39.4 degrees C) and lasted for 4.1 days. Macular or papular rashes appeared in 98%, on face, trunk, or both, mostly at the time of subsidence of the fever, and lasted for 3.8 days. Other clinical manifestations occurred as follows: mild diarrhea in 68%, edematous eyelids in 30%, erythematous papules in the pharynx in 65%, cough in 50%, and mild cervical lymph node swelling in 31%. Twenty-six percent had bulging of the anterior fontanelle
>
> **Save items**
> ☆ Add to Favorites
>
> **Related citations in PubMed**
> Clinical features and virological findings in childre [Pediatrics. 1997]
> Clinical features and viral excretion in an infant with p [Pediatrics. 1995]
> Exanthema subitum and human herpesvi [Pediatr Infect Dis J. 1993]
> Review [The critical 3-day fever-exanthem [Padiatr Grenzgeb. 1989]
> Review The spectrum of human herpesvirus [Annu Rev Med. 2000]
> See reviews...
> See all...

図2 ● 日本人の研究のPubMed画面

（＊2より引用）

だけでも読んでみる（図2）＊2。

　この論文は1994年に出版されたものである。抄録から読み取れる論文のポイントを以下に示す。

　Patient（患者）：血清学的に確認されたHHV-6感染症の乳児176人
　Outcome（結果）：臨床経過

　以上のようなPECOの前向き研究である。ただし今回の研究では，Exposure（曝露），Comparison（比較）は臨床経過を追うだけの研究のため設定されていない。次に結果を見てみる。

　平均7.3カ月の乳児で，98％に発熱を認め，その平均値は39.4℃とある。熱の持続期間は4.1日で，発疹は平均3.8日持続した後に出現したとある。さらに抄録の最後には大泉門の膨隆が26％にあり，8％に痙攣を認めるとある。

　この大泉門の所見と熱性痙攣の頻度については，どちらも経験よりもはるかに高い値を示しているような気がする。これはひょっとすると紹介バイアスかもしれない。この研究の著者から類推するに，大学病院で行われている可能性が高い。そうだとすると，何か所見があるために紹介となるような患者が多く含まれており，そのために大泉門膨隆や熱性痙攣の頻度が高くなっている可能性が否定できない。

＊：PubMed [http://www.ncbi.nlm.nih.gov/pubmed/

勉強の意義

　ここまで読んで，日本人のデータからしても，経験で答えた3～4日という答えを訂正する必要はなさそうである。そう考えると勉強が無意味であったというように考える読者の方がいるかもしれないが，筆者自身はそのようには思わない。経験とデータに矛盾がないと，とても安心できるのである。自分自身の経験と異なる場合だけでなく，こうして一致する場合にも，この短時間の勉強は有効であったと考えている。

勉強内容の まとめ

- 突発性発疹の有熱期間は3～4日で経験とよく一致した。
- 発疹出現までの期間もほぼ同じであった。
- ただ，大泉門膨隆や熱性痙攣の合併率が実はかなり高いかもしれず，今後は機嫌が良い患児であっても大泉門の所見も気をつけてとってみようという気になった。
- もちろん，この合併率の高さが紹介バイアスの結果である可能性も考慮して検討したい。

解答　ありふれた疾患に対する経験は，案外正確かもしれない
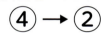

文献

1) Asano Y, et al: Clinical features of infants with primary human herpesvirus 6 infection (exanthem subitum, roseola infantum). Pediatrics. 1994;93(1):104-8.

Case 20 無痛性甲状腺炎・橋本病の甲状腺中毒症とバセドウ病をいかに鑑別するか？

　62歳の女性。2カ月前から続くむくみを主訴として来院した。最初は両下腿の浮腫で始まり，高血圧でアムロジピンを服用していたため，薬剤性のものを考慮しアムロジピンを中止したが改善はみられなかった。その後，大学病院の循環器内科で精査するも原因がわからず，経過観察されていた。最近になって手にもむくみが出現し，全身倦怠感も強くなり，当クリニックを受診した。

　むくみをきたす疾患を鑑別するために，心，腎，肝，薬剤性，低栄養，甲状腺疾患をチェックしたところ，甲状腺刺激ホルモン（thyroid stimulating hormone：TSH）低値，FT_3，FT_4高値を認め，甲状腺機能亢進症による浮腫を第一に考えた。明日は採血結果を聞きに患者が再診予定である。

これまでの診療での対応

　まず，現時点での皆さんの考えを確認しておこう。

選択肢
① 甲状腺関係の自己抗体を網羅的にオーダーする
② 専門医に紹介する
③ 甲状腺の超音波検査を行う
④ 勉強してから考える

その場の1分

予約時間は今日の昼前で，診療開始前に少し勉強してみる。日本語のガイドラインを探そうと，Googleで「甲状腺」「ガイドライン」の2語で検索すると容易に日本甲状腺学会のガイドライン2010のページに至る。

日本のガイドラインでは表1のようなバセドウ病の診断基準がWeb上で閲覧できる[1]。診断基準によれば，現時点でバセドウ病と診断することはできない。橋本病，無痛性甲状腺炎との鑑別が必要である。ただ，抗TSH受容体

表1 ● バセドウ病の診断ガイドライン

a) 臨床所見
 1. 頻脈，体重減少，手指振戦，発汗増加等の甲状腺中毒症所見
 2. びまん性甲状腺腫大
 3. 眼球突出または特有の眼症状

b) 検査所見
 1. 遊離T_4，遊離T_3のいずれか一方または両方高値
 2. TSH低値（0.1μU/mL以下）
 3. 抗TSH受容体抗体（TRAb, TBII）陽性，または刺激抗体（TSAb）陽性
 4. 放射性ヨード（またはテクネシウム）甲状腺摂取率高値，シンチグラフィでびまん性

1) バセドウ病
  a)の1つ以上に加えて，b)の4つを有するもの
2) 確からしいバセドウ病
  a)の1つ以上に加えて，b)の1, 2, 3を有するもの
3) バセドウ病の疑い
  a)の1つ以上に加えて，b)の1と2を有し，遊離T_4，遊離T_3高値が3カ月以上続くもの

【付記】
1. コレステロール低値，アルカリフォスターゼ高値を示すことが多い。
2. 遊離T_4正常で遊離T_3のみが高値の場合が稀にある。
3. 眼症状がありTRAbまたはTSAb陽性であるが，遊離T_4およびTSHが正常の例はeuthyroid Graves' diseaseまたはeuthyroid ophthalmopathyといわれる。
4. 高齢者の場合，臨床症状が乏しく，甲状腺腫が明らかでないことが多いので注意をする。
5. 小児では学力低下，身長促進，落ちつきの無さ等を認める。
6. 遊離T_3（pg/mL）/遊離T_4（ng/dL）比は無痛性甲状腺炎の除外に参考となる。
7. 甲状腺血流測定・尿中ヨウ素の測定が無痛性甲状腺炎との鑑別に有用である。

（文献1より引用）

抗体は結果が出るまでに数日かかるし，放射性ヨード（またはテクネシウム）は紹介しなければ検査できない。確実な甲状腺機能亢進症の診断は検査所見の基準をすべて満たすことを要件としており，放射性ヨードの検査ができない施設では確定診断できないということがわかる。

　しかし，診断基準を付記の部分の最後までたどると，甲状腺の血流の測定が鑑別に有用とある。ただし有用であるとの記載だけで，その感度・特異度などの検査特性は不明である。

　DynaMed*1を'hyperthyroidism'で検索するが超音波検査についての記載は見つからない。そこで，'Hashimoto thyroiditis'で検索してみると，diagnosisの項目に超音波検査（エコー）の記載があるが，以下に抜粋したように残念ながら「超音波検査は通常必要でなく，癌を疑う結節がある場合には考慮」とある（図1）。

　'thyroid ultrasound－usually not needed, but consider in patients with palpable nodule, multinodular goiter, or goiter plus cervical adenopathy suspicious for malignant involvement'

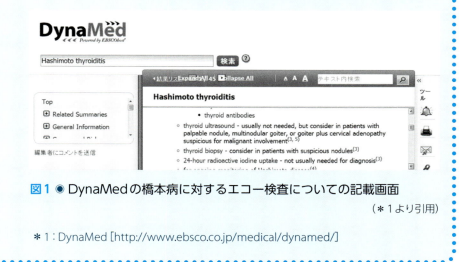

図1 ● DynaMedの橋本病に対するエコー検査についての記載画面

(*1より引用)

*1：DynaMed [http://www.ebsco.co.jp/medical/dynamed/]

　エコーによる血流評価での鑑別はいったん先送りしたほうがよいかもしれない。この時点では，明日の再診時の追加検査はバセドウ病，無痛性甲状腺炎，橋本病の診断基準に含まれる自己抗体である抗TSH受容体抗体，抗TPO抗体，抗サイログロブリン抗体を追加するにとどめることにした。

その日の5分

その日の診療を終えた後，「その日の5分」で今度はUpToDate[*2]を検索してみる。するとDiagnosis of hyperthyroidismの項に以下の記述があり，エコー検査による甲状腺の定量的な血流評価による診断を検討した日本人の研究[2)]が引用されている。

'Additionally, assessment of quantitative thyroid blood flow by ultrasonography may be helpful to differentiate Graves' hyperthyroidism from painless thyroiditis [27].'

この論文の抄録（図2）[*3]を読んでみると，感度・特異度という指標ではないが，量的に評価した甲状腺の血流がバセドウ病では全員4％以上であり，4％未満なら無痛性甲状腺炎か亜急性甲状腺炎であると書かれている（図3）。

この論文は購入すれば全文をたどることができるので，母校の大学図書館のサービスを利用して全文を手に入れて血流評価の定量的な方法を記載した部分を読んでみたが，論文の記載だけからこの4％という指標を実際の画像から自分で評価するのは困難であった。

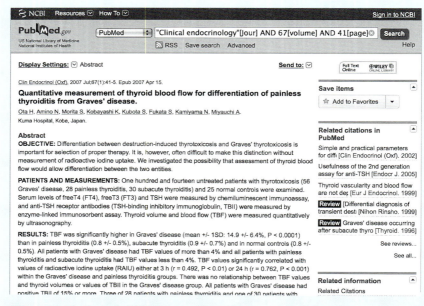

図2 UpToDateに引用されていた甲状腺エコーの論文　　（*3より引用）

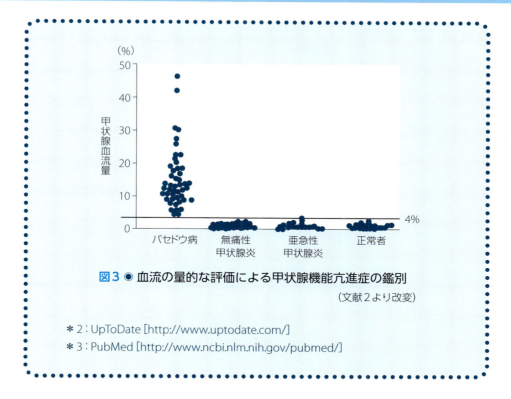

図3 ● 血流の量的な評価による甲状腺機能亢進症の鑑別

（文献2より改変）

＊2：UpToDate [http://www.uptodate.com/]
＊3：PubMed [http://www.ncbi.nlm.nih.gov/pubmed/]

その後の経過

　再診時のエコーでは，甲状腺実質エコーが不均一なびまん性甲状腺腫大が認められた。抗TSH受容体抗体は陰性，抗TPO抗体は17と高値，抗サイログロブリン抗体も6,400と高値であった。以上より橋本病の甲状腺中毒を第一に考え専門病院紹介も考えたが，患者の希望もありβ遮断薬と利尿薬で対症的に治療を行い，甲状腺ホルモンをフォローした。

　すると，1カ月後にはeuthyroid stateとなり，むくみ以外の臨床症状は消失した。2カ月後にはTSHは上昇し，甲状腺ホルモンは低下し，ホルモン補充療法を開始した。その1カ月後にはチラーヂン®S 25μg投与で，TSH，甲状腺ホルモンとも正常化，むくみも消失した。結果的には，バセドウ病ではなく，橋本病の経過中に発症した無痛性甲状腺炎であったことが判明した。

勉強内容の まとめ

✎ 甲状腺機能亢進症に対する超音波検査の意義は現時点では固まっていないが, 日本人を対象にした研究があり, 今後広く利用される可能性もある。
✎ 今後, 機会があれば血流の定量的な評価方法を学びたい。

解 答 ④ → 自分自身のエコー所見で鑑別は困難である
対症療法と甲状腺機能のフォロー

文献

1) 日本甲状腺学会：バセドウ病の診断ガイドライン〔http://www.japanthyroid.jp/doctor/guideline/japanese.html#basedou〕（現在の最新版は2013）
2) Ota H, et al：Quantitative measurement of thyroid blood flow for differentiation of painless thyroiditis from Graves' disease. Clin Endocrinol(Oxf). 2007；67(1)：41-5.

Case 21 禁煙補助薬の副作用 —心血管疾患は増えるのか？

60歳の男性。禁煙外来を受診した。肥満に高血圧，糖尿病も治療中で，心筋梗塞の高リスクグループである。20歳代から喫煙をし，これまで何度か禁煙の経験があるが，数カ月で失敗している。今回，飲み薬を使って禁煙ができることを知り，ぜひその薬を使って禁煙したいということである。その患者が，「何か副作用はあるんでしょうか？」と質問してきた。

これまでの診療での対応

まず，現時点での皆さんの考えを確認しておこう。

選択肢

① 広く使われており心配ないと答える
② 副作用のない薬はないが，禁煙のメリットがはるかに大きいと答える
③ 副作用が心配ならまず薬なしでの禁煙を勧める
④ 勉強してから考える

筆者自身の勉強以前の対応

患者には，この時点で知っていた眠気が起きる危険性について説明した。患者は「車も運転しませんし，眠気ぐらいならかえって日ごろの不眠が解決していいかもしれません。それくらいならぜひ薬を使いたいと思います」と答えた。

しかし，それ以外の副作用については改めて調べてみる必要がある。そこで一酸化炭素（CO）濃度の測定，採血をすることを伝え，副作用についてはまた改めて説明することにした。

その場の1分

まず添付文書を確認すると，「重要な基本的注意」の項に以下のような記載がある。

「抑うつ気分，不安，焦燥，興奮，行動または思考の変化，精神障害，気分変動，攻撃的行動，敵意，自殺念慮および自殺が報告されている」

その日の5分

検査後再び患者を診察室に呼び入れる。

上記の情報では不十分と考え，患者には「副作用についてもう少し調べてみますので，薬を使うかどうか1週間後にもう一度相談させて下さい」と話した。その日の診療を終えた後，その日の5分で今度はUpToDate*を検索してみる。するとPharmacotherapy for smoking cessation in adultsのvareniclineのsafety項に添付文書同様，まず自殺との関連についての記載があり，さらにPossible increase in cardiovascular diseaseという部分がある（図1）。以下のような記述に続いて2つのメタ分析が引用されている。

'In 2011, the FDA issued an advisory that varenicline may increase the risk of adverse cardiovascular events in patients with known CVD'

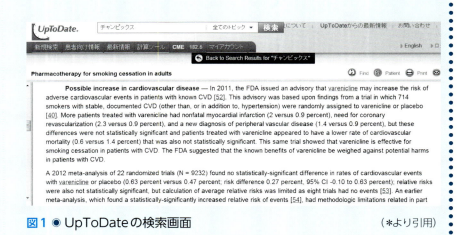

図1 ● UpToDateの検索画面　　　　　　　　　　　　　　　　（*より引用）

ここでは，バレニクリンの使用による心血管疾患の増加の危険性について書かれている．2012年のメタ分析[1]では統計学的な心血管疾患の増加はなく，それ以前の2011年のメタ分析では心血管疾患の統計学的に有意な増加を報告した論文[2]があるが，イベントを起こしていない試験の取り扱いに問題があり，現時点ではバレニクリン処方の際に心血管疾患増加の危険を考慮する必要はないと書かれている．

ここで引用された研究の抄録をたどって，元論文の全文が手に入るかどうか確認すると，幸い無料で手に入ることがわかる．この論文を「歩きながら論文を読む法：メタ分析編」(表1)[3]でざっと読んでみる．

表1 ● 歩きながら論文を読む法：メタ分析編

1. 論文の「PECO」を読み込む
2. ランダム化比較試験のメタ分析か
3. 一次アウトカムの結果を読み込む

PECO： Patient（患者）
Exposure（曝露）
Comparison（比較）
Outcome（結果）

（文献3より改変）

論文のPECOは以下のごとくである．
P：成人の喫煙者
E：バレニクリンの使用
C：プラセボ
O：投与中，または中止後30日以内の重大な心血管イベント

22のランダム化比較試験を統合したメタ分析である[1]．一次アウトカムは明確でないが，重大な心血管イベントが検討されている．その結果は以下のようになっている．

- バレニクリン群　0.63%（34/5431）
- 対照群　　　　　0.47%（18/3801）
- リスク差　　　　0.27%（−0.10〜0.63）

驚くべきことに，統計学的な差は認めていないものの，補助薬を使用した群で心血管イベントが多い傾向にある．さらにもう1つのメタ分析の論文も先ほどの公式で読んでみる．

P：喫煙者（8216人）
E：バレニクリン7〜52週間の投与（4908人）
C：プラセボの投与（3308人）
O：虚血および不整脈による心血管イベント

14のランダム化比較試験を統合したメタ分析である[2]。結果は以下のごとくである。

- バレニクリン群　1.06%（52/4908）
- 対照群　　　　　0.82%（27/3308）
- オッズ比　　　　1.72（1.09〜2.71）

こちらは統計学的に有意な差をもって心血管イベントが多いことを示している。少なくとも，いずれの研究も禁煙率が高くなった分の心血管イベントの減少は示されていない。

＊：UpToDate [http://www.uptodate.com/]

患者のその後

1週間後，患者に以下のように説明し，まず補助薬なしで禁煙を試みることで同意を得た。

「眠気以外に重大な副作用の報告が見つかりました。補助薬を使って禁煙するほうが，自殺の危険が増したり，心筋梗塞などの心臓の病気が増えるという研究があるのです。この報告が確実なものかどうかはわかりませんが，禁煙に成功しても自殺したり心筋梗塞になるようでは困りますよね。もともと心筋梗塞の危険が高いあなたは，特に注意が必要です。まずは補助薬なしで禁煙してみてはどうですか。ただ喫煙の害は心臓病だけではなく，肺の病気，癌など多方面にわたり，それを考慮すればとにかく禁煙に成功することが重要という考え方もあります。補助薬なしでだめな場合に，その次の手段として補助薬を使えばいいと思います」

その後の経過

その後，患者は次の外来に来院しなかった。癌や呼吸器疾患，受動喫煙などを含めた禁煙全体のメリットに比べれば，心血管疾患のわずかな増加の影響は少ない。次の外来につなげることができないようなら処方したほうがよかったかもしれない。

勉強内容の まとめ

- 禁煙は代用のアウトカムにすぎない。
- 心血管イベントの抑制という真のアウトカムでは、補助薬を使わないで禁煙できれば最も良い結果をもたらす可能性がある。
- 2つの研究で統計学的な有意差に食い違いが出ているように、心血管イベントは確定した副作用ではないが、補助薬なしでの禁煙という代替の方法がある以上、補助薬を使わない選択肢は常に考慮したい。
- 禁煙補助は薬だけでなく、臨床医自身にもできることでもある。

解答 結果的にはうまくいかず ④ → ②

文献

1) Prochaska JJ, et al：Risk of cardiovascular serious adverse events associated with varenicline use for tobacco cessation：systematic review and meta-analysis. BMJ. 2012；344：e2856.
2) Singh S, et al：Risk of serious adverse cardiovascular events associated with varenicline: a systematic review and meta-analysis. CMAJ. 2011；183(12)：1359-66.
3) 名郷直樹：ステップアップEBM実践ワークブック. 南江堂, 2009, p148.

Case 22 乳児の細気管支炎はどれほど長引くのか？

　5カ月の男児。2週間前に鼻水で発症し，その後，喘鳴や頻呼吸が出現したが，外来治療でなんとか峠を越えたところである。現在の流行状況を考えると，典型的な細気管支炎の経過である。しかし母親は，咳や鼻水がかなり残っていることが心配で，再び外来を受診した。
　「咳や鼻水がずいぶん長く続くのが心配なんですが。放っておいてもいいのでしょうか。X線とかアレルギーの検査などは必要ないのでしょうか」と質問してきた。

これまでの診療での対応

現時点での皆さんの考えを確認しておこう。

選択肢
① 平均的な経過で問題ありません
② 喘息の可能性がありますから，慎重に経過を見ていきましょう
③ すぐに検査をしましょう
④ 勉強してから考える

筆者自身の勉強以前の対応

　既に予約診療が1時間近く遅れており，ゆっくり勉強する時間どころか，ゆっくり説明している時間がない。ここはさっと検索して，「○%の人は○日くらい症状が続くのです」と説明したいところだが，前に検索してDynaMedあたりで読んだという記憶があるだけで，患者に数字で説明できるほど定かでない。そこで，とりあえず以下のよ

うに説明する。

「細気管支炎は長引くことが多いのです。今のところ症状が徐々に良い方向に向かっているので，来週の予防接種は問題ないと思います。そのときに，また様子を聞かせて下さい」

その場の1分

昼食前にDynaMed[*1]をちょっと検索してみる。DynaMedは記述が箇条書きで，短時間で読むのにより優れたデータベースである。細気管支炎の予後の部分なら，1分もかからずに読めるかもしれない。

そこで，'bronchiolitis'を検索してみた。'bronchiolitis'のprognosisの項目を見てみると，以下の3項目の記述がある。

Prognosis
- children usually recover without treatment, but may have protracted course
- ＜1% overall mortality
- children with bronchiolitis may subsequently develop asthma or future wheezing

治療なしで回復するが長引くこともあり，死亡率は1％未満，将来の喘息につながるかもしれない，とある。わかりやすい，簡潔な記述である。しかし，残念ながらどれくらい長引くかの定量的な記述はない。ただ，昼ご飯を食べないとまた午後の外来が始まってしまうので，この辺にしておく。

*1：DynaMed [http://www.ebsco.co.jp/medical/dynamed/]

その日の5分

今日の外来は午後も大変だった。予定の時間を1時間以上過ぎて終了した。ようやく帰宅できるところだが，もうひと頑張り，「その日の5分」で，今度はUpToDate[*2]を検索してみる（図1）。「細気管支炎」で検索すると，以下の部分が容易に検索される。

Bronchiolitis in infants and children：Treatment；outcome；and

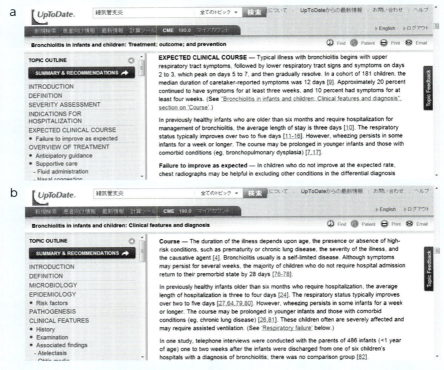

図1 ● UpToDate で細気管支炎を調べる
a：'Expected clinical course'
b：'Course'

(＊2より引用)

prevention

EXPECTED CLINICAL COURSE—Typical illness with bronchiolitis begins with upper respiratory tract symptoms, followed by lower respiratory tract signs and symptoms on days 2 to 3, which peak on days 5 to 7, and then gradually resolve. In a cohort of 181 children, the median duration of caretaker-reported symptoms was 12 days. Approximately 20 percent continued to have symptoms for at least three weeks, and 10 percent had symptoms for at least four weeks.

〔See "Bronchiolitis in infants and children：Clinical features and diagnosis", section on 'Course'.（図1a）〕

　症状がなくなるまでの中央値は12日，20％は症状が3週間，10％は4週間続くとある．しかし，その後に "Bronchiolitis in infants and children：Clinical features and diagnosis", section on 'Course' を参照せよとある

ので，その項目に飛んでみる．クリック1つでこの項目を読むことができる．

Bronchiolitis in infants and children: Clinical features and diagnosis
Course—The duration of the illness depends upon age, the presence or absence of high-risk conditions, such as prematurity or chronic lung disease, the severity of the illness, and the causative agent. Bronchiolitis usually is a self-limited disease. Although symptoms may persist for several weeks, the majority of children who do not require hospital admission return to their premorbid state by 28 days (図1b).

症状は4週間続くこともあり，入院を必要としない大多数の患者でも，元の元気な状態になるには28日かかるとある．せっかくなので参考論文を見てみると，このうちの1つが無料で全文を入手できることがわかる[1]．この論文の全文を入手し，ざっと読んでみる．

論文のPECOは，以下の通りである．
Patient（患者）：救急外来を受診した初発の12カ月未満の細気管支炎患者
Outcome（結果）：4週までの1週ごとの電話インタビューによる症状消失（24時間咳がない）

上記のPECOで行われた前向きコホート研究である．自然経過を見ただけなので，Exposure（曝露）とComparison（比較）はない．結果はグラフが一番わかりやすい（図2）．

2週間の時点で50％の患者で症状が消失しているが，20％は3週間以上，

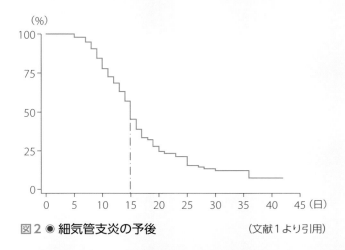

図2 ● 細気管支炎の予後　　　　　　　　　（文献1より引用）

> 10%は4週間以上症状が持続し，1カ月半以上症状が持続する患者もいることがわかる。
>
> ＊2：UpToDate [http://www.uptodate.com/]

その後の経過

今日の外来から1週間後，患者が予防接種で受診した。

「先生が言うように，この1週間でほとんど咳が出なくなりました。今日の予防接種は大丈夫そうです」

それに対して今度はこう答えた。

「良かったですね。最近の研究でも，細気管支炎は意外に長引くことが示されています。半分の患者さんが2週間以上症状が持続して，10%は1カ月以上も症状が続く病気ですから，平均よりは少し時間がかかりましたが，決して長引いたわけではないですよ」

勉強内容のまとめ

✎ 乳児の細気管支炎は2週間の時点で50%の患者で症状が消失しているが，20%は3週間以上，10%は4週間以上症状が持続し，1カ月半以上症状が持続する患者もいる。

解答　数字で説明できると説得力が増すこともある
④ → ①

文献

1) Petruzzella FD, et al : Duration of illness in infants with bronchiolitis evaluated in the emergency department. Pediatrics. 2010 ; 126(2) : 285-90.

Case 23 呼吸数で小児の肺炎を見分けられるか？

　3歳の女児。5日前から発熱，咳が出現した。かかりつけの小児科医でアセトアミノフェン，トスフロキサシン，チペピジンヒベンズ酸塩の投与を受けていたが改善がなく，当日は祝日でかかりつけ医が休診のため，休日診療当番である当クリニックを受診した。

　体温は37.6℃だが，3時間前にアセトアミノフェンを服用している。一見して頻呼吸があり，52回/分である。陥没呼吸，努力様呼吸ではない。喘鳴や聴診上のラ音もない。酸素飽和度は94％であった。

　外来の混雑が激しいため，「熱が長く続く上，呼吸が早く，肺炎の疑いがあります。小児病院を紹介しますから，今から受診して下さい」と患者に説明したところ，「呼吸が早い場合は肺炎なんですか」と質問された。

これまでの診療での対応

まず，現時点での皆さんの考えを確認しておこう。

選択肢

① 全員が肺炎というわけではありません
② 熱が続いていることもありますから，肺炎の可能性は高いと思います
③ 念のための紹介ですから，肺炎の可能性は高くありません
④ 勉強してから考える

筆者自身の勉強以前の対応

休日診療の混雑を考慮し，ここではまず次のように説明した。

「呼吸が早い子どもの全員が肺炎というわけではありませんが，熱も続いていますし，酸素の値も少し低くなっています。咳も悪くなる傾向があるということですから，肺炎かもしれません。酸素が必要で入院したほうがいい場合がありますから，一度小児病院にかかるのがいいと思います。紹介状を書きますので，しばらくお待ち下さい」

その場の1分

昼休みにDynaMed[*1]，UpToDate[*2]を検索する。DynaMedで'pneumonia'を検索すると，Clinical prediction of pneumoniaでin childrenという項目が容易に見つかる（図1）。そこには以下のような記述がある。

'no single sign could definitively rule in or rule out pneumonia in infants'

単独の所見で，乳児の肺炎を除外したり，確定したりすることはできないということである。また，1歳から5歳までの肺炎では以下のようにある。

'in children aged 12-59 months-respiratory rate＞50 breaths/minute and oxygen saturation＜96%'

50回／分以上の頻呼吸，酸素飽和度96％未満であれば肺炎を考慮するとある。今日の患者にも当てはまる。しかし残念ながら，感度・特異度や尤度比についての記載はない。ただ単独で最も肺炎の除外に役立つのは，頻呼吸がないか，呼吸器系のすべての所見がないことだとある。

UpToDateも検索してみると，Clinical features and diagnosis of

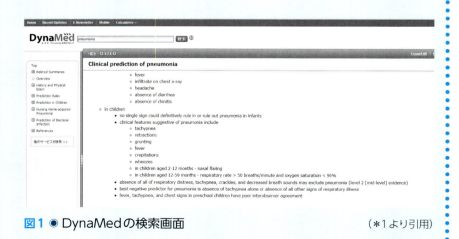

図1 ● DynaMedの検索画面 （*1より引用）

community-acquired pneumonia in childrenの項に以下のように記載されている。

'The presenting signs and symptoms are nonspecific ; no single symptom or sign is pathognomonic for pneumonia in children.'

病歴と診察で肺炎の診断は困難というのが, 2つのデータベースの共通の記述である。その場の1分は, ここで終わりにする。

＊1：DynaMed [http://www.ebsco.co.jp/medical/dynamed/]
＊2：UpToDate [http://www.uptodate.com/]

その日の5分

以前, 雑誌のレビューをしていて, 単なる呼吸数より年齢と体温で補正した呼吸数の基準を用いると, 小児の肺炎をよく予測できるという論文を読んだ記憶があった。DynaMedやUpToDateに引用されていると思い, その論文目当てで検索したが, 見つけることができなかった。

そこで, PubMedのClinical Queries[＊3]で検索したが, うまく検索されない。次にGoogleで「肺炎」「呼吸数」を検索してみると, 筆者の記憶の片隅にあった論文を引用したブログにぶつかった[1)]。ここから原著論文をたどる。リンクが張られていないのは残念だが, 2012年のBMJの論文[2)]で全文が無料で入手できた。この論文の抄録を読んでみる。

Age and temperature dependent cut-off values at the 97th centile were more useful for ruling in LRTI〔specificity 0.94 (95% confidence interval 0.92 to 0.96), positive likelihood ratio 3.66 (2.34 to 5.73)〕than existing respiratory rate thresholds such as Advanced Pediatrics Life Support values〔0.53 (0.48 to 0.57), 1.59 (1.41 to 1.80)〕.

'Advanced Pediatrics Life Support values'というのは年齢や体温で補正のない呼吸数のクライテリアである。その基準だと特異度は53%, 尤度比は1.59にすぎないのだが, 年齢, 体温で補正した呼吸数の基準（97パーセンタイル以上）では, 特異度94%, 陽性尤度比3.66とある。

論文中の表（図2）で, 3歳児で体温37.6℃の患者の呼吸数のクライテリア

Table 3 | Respiratory rate values expected at different temperatures in children (aged 1 month to <16 years)

Temperature (°C), by age group	Respiratory rate centiles (breaths/min)			
	50th	75th	90th	97th
Age 1 to <12 months				
36.0 to 36.9	37	45*	55*	65*
37.0 to 37.9	38	48*	57*	69*
38.0 to 38.9	40*	50*	60*	72*
39.0 to 39.9	42*	52*	63*	75*
Age 12 to <24 months				
36.0 to 36.9	28	35	41*	49*
37.0 to 37.9	32	39*	47*	55*
38.0 to 38.9	35	42*	50*	60*
39.0 to 39.9	36*	44*	53*	62*
Age 24 months to <5 years				
36.0 to 36.9	23	27	31*	36*
37.0 to 37.9	25	30	35*	40*
38.0 to 38.9	27	32*	38*	44*
39.0 to 39.9	29	35*	41*	48*
Age 5 to <16 years				
36.0 to 36.9	19	23	27*	32*
37.0 to 37.9	21	26*	30*	36*
38.0 to 38.9	23	28*	34*	41*
39.0 to 39.9	24	30*	36*	44*

*Values that lie above age specific upper thresholds of respiratory rate as defined by APLS values (<1 year: >40 breaths/min; 1 to <2 years: >35 breaths/min; 2 to <5 years: >30 breaths/min; 5 to <16 years: >25 breaths/min).[27]

図2 ● 年齢，体温で補正した呼吸数クライテリア （文献2より引用）

を見ると40回/分と記載されている（図2 ◯印）。今日の患者は52回であったことを考えると，熱の割にかなり呼吸数が多かったことがわかる。

　陽性尤度比3.66であるから，肺炎の事前確率が20％だとしても，呼吸数の増加の所見により，肺炎の事後確率はおおよそ50％弱と計算される。確定診断に至るという状況ではないが，紹介することはまあ妥当な状況だ。

＊3：PubMed Clinical Queries [http://www.ncbi.nlm.nih.gov/pubmed/clinical]

その後の経過

　翌日には紹介した病院から返事が届いた。「右の下葉に肺炎像はありますが，酸素飽和度は96％と改善しているため，外来フォローとします。肺炎の原因については，マイコプラズマの迅速診断が陽性で，マイコプラズマ肺炎と思われます」との内容であった。

勉強内容のまとめ

- 病歴，診察所見で肺炎を除外したり，確定することは困難である，というのが教科書の記述であった。
- 年齢と体温で補正した呼吸数を用いると単なる呼吸数よりは肺炎の診断に役立つ。しかし，それでも陽性尤度比は3.66にすぎず，確定診断につながるような所見ではない。
- 複数の所見の組み合わせが大事で，呼吸数に頼りすぎるのは問題である。

解答　年齢，体温で補正した呼吸数を使おう　④ → ②

文献

1) 六号通り診療所所長のブログ [http://rokushin.blog.so-net.ne.jp/2012-07-10]
2) Nijman RG, et al: Derivation and validation of age and temperature specific reference values and centile charts to predict lower respiratory tract infection in children with fever: prospective observational study. BMJ. 2012;345:e4224.

Case 24 アレルギーの血液検査は正確か？

　9カ月の男児。全身の発疹で来院。現在，食物アレルギーで他院通院中。そちらが休診のため当クリニックを受診した。

　現在，卵，牛乳，小麦を完全除去，母親も同様な除去食で治療中。晩御飯に，普段食べているトマトとお粥を食べたところ，顔から体幹にかけての発疹が出現，全身に広がり泣き止まないという。咳や喘鳴，下痢はなく，顔色も良い。発疹は膨疹で蕁麻疹と思われた。発疹出現後40分を経過しているが，機嫌が悪く，外来で経過観察することにした。

　観察中に男児の母親が以下のように質問した。

　「血液検査の結果に基づいて完全除去しているのにこういうことが起こるのは，検査結果が間違っているのでしょうか」

　検査結果を見せてもらうと，卵白，牛乳，小麦の特異的IgEが，いずれも軽度から中等度の陽性という結果である。これまでこれらの食物でどんな症状が出たことがあるか，と聞くと，「生まれた直後から発疹がひどく，血液検査をしたところ陽性反応が出たので，今まで食べさせたことはありません」とのことである。

これまでの診療での対応

現時点での皆さんの考えを確認しておこう。

選択肢
① 調べた項目以外に原因があるのでしょう
② 血液検査には偽陽性・偽陰性がつきものです

選択肢

③血液検査だけでアレルギーの有無を判断することはできません
④勉強してから考える

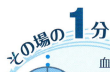

その場の1分

血液検査の結果だけで完全除去というのは問題だが，それはさておき血液検査結果の一般的な解釈について説明が必要な状況である．食物アレルギーのガイドライン[1]に，年齢別抗原別の特異的IgEの値と実際の症状出現の有無を検討したグラフが掲載されているため（図1），それを参照しながら説明することにした．

Googleなどで「食物アレルギー」「ガイドライン」と検索すると，「食物アレルギーの診療の手引き2011」がWeb上で無料で手に入る．ガイドラインの最新版は2012年版であるが，Web上での入手が無理なのでとりあえず2011年版を参照する．

図1のように，年齢ごとに，卵白，牛乳，小麦についてのアレルゲン検査

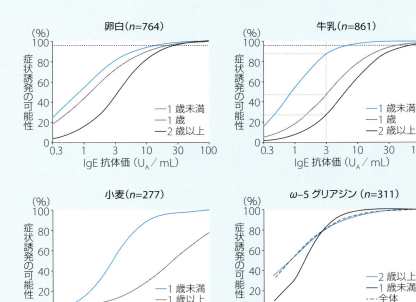

図1 ● アレルゲンテストと実際の症状出現率の関係　　　（文献1より改変）

の曲線が示されており，1歳未満の子どもでは，いずれの抗原も $3U_A/mL$ 程度の軽度から中等度に対応する値のとき，10〜20%の偽陽性があることがわかる。この患者では，特異的IgEの値が小麦 $0.51kU_A/L$，牛乳 $0.70U_A/mL$，卵白 $3.48U_A/mL$ で，小麦，牛乳に関しては偽陽性の可能性が高いことがわかる。

この時点での患者への説明

30分後，蕁麻疹はやや消褪し，赤色皮膚描記症も発赤のみで，膨隆は認めなくなっていた。機嫌も良くなり，にこにこしている。

そこで，図1を示しながら，この患者の特異的IgEの値が，小麦 $0.51kU_A/L$，牛乳 $0.70U_A/mL$，卵白 $3.48U_A/mL$ であることを確認し，小麦，牛乳に関しては偽陽性の可能性が高く，数値の高い卵白であっても20%近くは偽陽性であることを説明した。

反対に，血液検査で陰性であっても症状が出現することがあり，今回の蕁麻疹はその可能性もあると話した。ただ，今回のような症状は，食品として疑わしいものはないので，これまで通りの食事を続け，良くなっていけば心配ないことを伝えた。

症状とは関係なく食事制限している点については，血液検査の陽性の程度も軽く，一度専門施設でチャレンジテストを受けて，問題がなければそれらを摂取できる点についても説明した。

その日の5分

ガイドラインに引用されていた曲線の原著論文[2)〜4)]を検索すると，3本の論文のうち，2本まではPubMed*で論文抄録を閲覧できた。このうち小麦と大豆について検討した論文[3)]の抄録を読んでみる。

BACKGROUND：

Since the first suggestion of threshold values for food specific IgE antibody levels in relation to clinical reactivity, several authors have proposed different threshold values for different allergens. We investigated the relationship between wheat/soybean specific IgE antibody levels and the outcome of wheat/soybean allergy diagnosis in children of different ages.

METHODS:

A retrospective study was conducted in 536 children admitted consecutively to our clinic with the suspicion of wheat and/or soybean allergy. The children underwent an oral food challenge and blood samples for specific IgE measurement were obtained.

RESULTS:

The children who reacted to the oral food challenge had higher specific IgE titers to the specific allergen compared to the non-reacting group. The risk for reaction increased 2.33-fold (95% CI 1.90-2.87) for wheat and 2.08-fold (95% CI 1.65-2.61) for soybean, with increasing levels of specific IgE. A significant difference between the ages of subjects pertained only to wheat.

CONCLUSIONS:

We found a relationship between the probability of failed challenge and the concentration of IgE antibodies to both wheat and soybean. Age influences the relationship of allergen specific IgE levels to wheat and oral food challenge outcome. Younger children are more likely to react to low levels of specific IgE antibody concentration to wheat than older children.

　この研究は，小麦，大豆アレルギーを疑った536人の患者を後ろ向きに検討したもので，特異的IgEとチャレンジテストの関係を年齢ごとに検討したものである．後ろ向き研究なので検査結果とチャレンジテストの判定がマスキングされているとは考えにくい．

　今回の患者のように，何の症状もない患者ではなく，小麦，大豆アレルギーが疑われる入院患者だけの検討であるから，そもそも症状が出現する可能性は高いと言える．また抄録からは，チャレンジテストの陰性群と陽性群の特異的IgEの結果を比較して2.33倍，2.08倍という記載があるだけで，症状がどのようなレベルで定義されたものかはわからない．

　原著論文までたどりたいところであるが，今日はこれから研究会に参加するために，ここでひとまず打ち切って出かけることにした．

＊：PubMed [http://www.ncbi.nlm.nih.gov/pubmed/]

勉強内容の まとめ

- 無料で公開されている検査陽性率の曲線が患者に対する説明に有用であったが，その背景となる論文は臨床データを用いた後ろ向き研究であり，バイアスの可能性を考慮する必要がある。
- 年齢によって検査陽性率が異なること，中等度のIgEの上昇でも，少なく見積もって10〜20％の偽陽性があることが，ガイドラインから読み取れた。
- 今回の論文抄録だけでは情報が不十分なので，さらに今回の論文の原著や，感度・特異度を評価した質の高い論文を探してみる必要がある。
- 血液によるアレルゲン検査はとても高価で，何の症状もない患者にこのような検査が広く行われていることは大きな問題である。さらには，血液検査の結果だけで患者が厳しい食事制限を強いられていることも改善すべき状況である。

解 答	血液によるアレルゲンテストは，軽度，中等度の陽性や2歳以上の場合，偽陽性が多い点に注意する必要がある ④ → ③

文献

1) 「食物アレルギーの診療の手引き2011」検討委員会：厚生労働科学研究班による食物アレルギーの診療の手引き2011 [http://www.allergy.go.jp/allergy/guideline/05/05_2011.pdf]
2) Komata T, et al：The predictive relationship of food-specific serum IgE concentrations to challenge outcomes for egg and milk varies by patient age. J Allergy Clin Immunol. 2007；119(5)：1272-4.
3) Komata T, et al：Usefulness of wheat and soybean specific IgE antibody titers for the diagnosis of food allergy. Allergol Int. 2009；58(4)：599-603.
4) Ebisawa M, et al：Clinical utility of IgE antibodies to ω-5 gliadin in the diagnosis of wheat allergy：a pediatric multicenter challenge study. Int Arch Allergy Immunol. 2012；158(1)：71-6.

Case 25 上の血圧と下の血圧は差がないとダメ？

　73歳の女性。高血圧で治療中。通院中のクリニックが閉院となり、当クリニックへ紹介された。血圧は138/94mmHg、脈拍数62/分である。身体診察上、異常はない。持参した家庭血圧の結果も安定しており、130〜150/80〜100mmHgである。

　これまで通りの治療を継続し、次の外来予約を1カ月後とした。診察の最後に、何か質問があるか聞いたところ、以下のように質問された。「上の血圧と下の血圧の差がないのはダメ、このままだと薬を増やさないといけないと言われていました。下の血圧が下がらないので、薬を増やさなくて大丈夫ですか」

これまでの診療での対応

現時点での皆さんの考えを確認しておこう。

選択肢
① 下の血圧も大事ですよね
② 下の血圧が高いのは血管が軟らかい証拠ですよ
③ 上の血圧と下の血圧に差があるほうが危険なんですよ
④ 勉強してから考える

筆者自身の勉強以前の対応

　高齢者の収縮期高血圧の研究であるSHEP試験[1])の結果を以前に読んでいたので，その内容に基づき，以下のように説明した。

　「高齢になれば，上の血圧と下の血圧の差が大きいほど脳卒中や心不全の危険性が高くなることが報告されています。これまでの先生がどちらも下げたほうがいいとおっしゃっていたようですが，高齢者ではそうでもないという研究もあるのです。下がりすぎの危険もありますから，薬は増やさずに様子を見ていきましょう。次回も自宅で血圧を測って結果を持ってきて下さい」

その場の1分

　とりあえずこれまでの知識で説明してしまったが，外来がそれほど混雑していなかったため，その場の1分で，まず高血圧治療ガイドラインを参照した。Minds*1で全文が参照でき，「第2章 血圧測定と臨床評価　1. 血圧測定」に「⑦収縮期血圧・脈圧」の項があり，以下のような説明がある[2)]。

　⑦収縮期血圧・脈圧
　中年以降の対象においては，収縮期高血圧は，強い心血管病のリスクである。したがって，脈圧が心血管病発症の強力な予測因子であることが知られているが，本邦におけるわが国中発症の予測能に関しては，脈圧より収縮期血圧や平均血圧の方が高い。こうした事実も家庭血圧やABPM*2でより明瞭にとらえられる。

　今日の説明はガイドラインの記述とそれほど矛盾はしていない。ただ日本人では脈圧より平均血圧のほうがリスクとなると，下の血圧を下げたほうがよい場合もあるかもしれない。しかし次の予約患者の時間となったため，ひとまず勉強はここで打ち切った。

＊1：Minds [http://minds.jcqhc.or.jp/n/]
＊2：ABPM：ambulatory blood pressure monitoring

その日の5分

　ガイドラインに引用されていた原著論文をたどってみた。このうちの日本人を対象にした3つの研究を参照してみる[3)〜5)]。ガイドラインから容易にPubMedの論文抄録にたどり着けた。すべて日本人を対象にしたコホート研究で，中年以降の成人に対し，家庭血圧，外来血圧を測定し，収縮期血圧，拡張期血圧，脈圧と心血管疾患死亡，脳卒中との関連を検討している。

　家庭血圧の研究では，40歳以上を対象にしており，収縮期高血圧，拡張期高血圧，脈圧の高値はリスクであったが，拡張期高血圧のみの場合はリスクではなかったという結果である[3)]。

　外来血圧の研究では，同様の対象で検討されている。収縮期血圧，拡張期血圧，脈圧に加え，平均血圧との関係も見ているが，脈圧はほかの指標に比べて予測因子としては弱いという結果である[4)]。しかし，抄録からだけでは実際のリスクを定量的に評価することはできない。

　もう1つは35歳以上を対象にした研究であるが，それぞれの指標の脳卒中に対する相対危険度が記載されており，収縮期血圧1.68，拡張期血圧1.72，平均血圧1.80，脈圧1.34で脈圧のインパクトは小さい。また65〜79歳の女性を対象にした解析では，収縮期血圧2.25，拡張期血圧2.46，平均血圧2.48，脈圧1.57という結果である。高齢女性では，拡張期高血圧，平均血圧の高値が重要な危険因子であることが示されている[5)]。

その後の経過

　1カ月後の外来でも，家庭血圧，外来血圧に変化はなく，体調に変化もない。血圧への心配について尋ねてみると，以下のような返事が返ってきた。「上と下の血圧の差はそれほど気にしなくていいと言われて，少し気が楽になりました。そう思ったら下の血圧も少し下がった気がします」

　脈圧はむしろ小さいほうがいいと考えていたが，もう一度勉強してみたら，必ずしもそういうわけではない。高齢女性では下の血圧も重要だ，などという説明をしようかとも思ったが，せっかく減った不安をまた増やすだけかもしれないと思い，以下のように答えた。「それはよかったですね。家庭血圧の半分くらいは正常と言っていい血圧ですから，今の状態はとてもいいですよ。この調子で様子を見ましょう。これから暖かくなると血圧は低めになっていきますしね」

勉強内容の まとめ

- 収縮期血圧，拡張期血圧，脈圧のうちどれが最も重要な予後因子であるかについては，研究によって結果が異なり，一概にどの指標が良いとは言えない。
- 高齢女性では，これまで言われていたような収縮期血圧と脈圧が重要とは言えず，むしろ拡張期血圧，平均血圧が脳卒中に対しての重要な予測因子であるという研究が，ガイドラインの参考文献から見つかった。
- 今後この領域の臨床研究結果をできるだけフォローしていきたい。

解答　高齢女性では，収縮期血圧だけでなく，拡張期血圧も重視したほうがよいかもしれない

③ → ④ → ①

文献

1) Vaccarino V, et al：Pulse pressure and risk of cardiovascular events in the systolic hypertension in the elderly program. Am J Cardiol. 2001；88(9)：980-6.
2) 日本高血圧学会：高血圧治療ガイドライン2009. ライフサイエンス出版，2009, p13.（2014年12月現在の最新版は2014[http://www.jpnsh.jp/data/jsh2014/jsh2014v1_1.pdf]）
3) Hozawa A, et al：Prognosis of isolated systolic and isolated diastolic hypertension as assessed by self-measurement of blood pressure at home：the Ohasama study. Arch Intern Med. 2000；160(21)：3301-6.
4) Inoue R, et al：Predicting stroke using 4 ambulatory blood pressure monitoring-derived blood pressure indices: the Ohasama Study. Hypertension. 2006；48(5)：877-82.
5) Miura K, et al：Comparison of four blood pressure indexes for the prediction of 10-year stroke risk in middle-aged and older Asians. Hypertension. 2004；44(5)：715-20.

Case 26 脳梗塞予防のために同じような薬が2つも必要なんですか？

　62歳の男性。4年前に脳梗塞を発症し，左片麻痺で車いすの生活である。通院中の病院が閉院となり，当クリニックへ紹介された。糖尿病，高血圧も治療中で，脳梗塞を再発したら寝たきりになる危険性が高いと言われており，再発予防のために，クロピドグレルとアスピリンの両方を服用している。どちらも血が固まりにくく，出血しやすくなるという副作用があると聞き，脳梗塞の再発だけでなく，出血する不安も感じている。患者から以下のように質問された。
　「この薬は両方飲む必要があるのでしょうか。かえって出血しやすくなるということはないのでしょうか。薬の数も多いので，1つでいいならどちらかを減らしたいのですが」

これまでの診療での対応

この患者の質問にどのように答えるか，今の時点での皆さんの考えを確認しておこう。

選択肢

① 脳梗塞の再発のほうが怖いので現状を維持しましょう
② 出血したら後遺症の危険も高いので薬を1つに減らしましょう
③ 胃潰瘍の薬が同時に処方してあるので大丈夫です
④ 勉強してから考える

その場の1分

患者には血糖と検尿の検査を指示して、次の患者を呼び入れる前に1分だけ UpToDate*を検索すると、Antiplatelet therapy for secondary prevention of strokeという項目があった。その中にAspirin plus clopidogrelという患者の疑問にぴったりの項目があり、以下のように書かれている（図1）。

Aspirin plus clopidogrel―For most patients with ischemic stroke, the combined long-term use of aspirin and clopidogrel does not offer greater benefit for stroke prevention than either agent alone but does substantially increase the risk of bleeding complications [19-21].

脳梗塞患者の再発予防で、アスピリンとクロピドグレルの併用によっても効果の増強は示されておらず、単剤治療よりも出血の合併症が増えると書かれている。引用されている論文は、MATCH trial[1]、CHARISMA trial[2]という2つのランダム化比較試験である。一方はクロピドグレル＋アスピリン併用とクロピドグレル単剤との比較で、もう一方はクロピドグレル＋アスピリン併用とアスピリン単剤との比較である。

どちらの薬剤を残すかについては、CHOOSING INITIAL THERAPYの項目に、以下のように書かれている。

CHOOSING INITIAL THERAPY―Aspirin is effective for secondary stroke prevention in patients with noncardioembolic TIA and ischemic

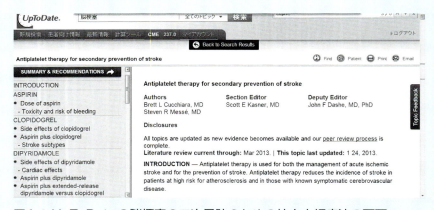

図1 ● UpToDateの脳梗塞の二次予防のための抗血小板療法の画面

（*より引用）

> stroke. However, clopidogrel treatment was better than aspirin as measured by a composite outcome of stroke, MI, or vascular death in the CAPRIE study [17], ……
>
> 　単剤ではクロピドグレルのほうがよいというランダム化比較試験があるようだ[3]。
>
> 　ここまでの記載だけでも十分患者に説明できそうである。
>
> ＊：UpToDate [http://www.uptodate.com/]

この時点での患者への説明

　10分後，血糖が97mg/dL，尿糖，尿蛋白も陰性という結果が出たので，患者を再び呼び入れ，以下のように説明した。

　「血糖については言うことはありません。正常値です。あと，再発予防の2つの薬に関してですが，今お飲みになっているクロピドグレルとアスピリンを併用した場合と，どちらか一方を服用した場合を比べた研究がありました。先ほど心配なさっておられましたが，効果にあまり変わりはなく，出血の副作用だけが増えるという結果でした。薬ですが，1つに減らしてもよさそうです」

　すると「病院の先生はなぜ2つも処方したんですか」と，患者が質問してきた。

　「2つでも1つでも変わらないというのは比較的最近の研究なので，まだ世の中に広がっておらず，少し前までは両方使う医者も少なくなかったようです。幸いこれまで出血はなかったので，今日から1種類にすれば大丈夫ですよ。新しい研究が追加されることで，治療方針は変わっていきますから，仕方がない面はありますね。これからはできる限り最新の研究方針に基づいて治療法を決めていきますから，よろしくお願いします」

　アスピリンとクロピドグレルのどちらを残すかについては，UpToDateのクロピドグレルがまさるという記述に基づき以下のように説明した。

　「アスピリンとクロピドグレルのどちらを残すかですが，クロピドグレルのほうが予防効果が少しよいようです。胃潰瘍の危険性も低いですから，クロピドグレルだけにしましょうか。ただ薬の値段が，アスピリンは1錠5.8円ですが，クロピドグレルは275.8円もします」と伝えたところ，患者は「いろいろ調べて頂いてありがとうございます。値段のことは問題ありません。クロピドグレルでお願いします」と言った。

その日の5分

　帰宅前に元論文の結果を絶対危険と信頼区間まで見ておくことにした。アスピリンとクロピドグレル併用はクロピドグレル単剤と比較して，血管イベントでは絶対危険減少で6.4%，95%信頼区間が−4.6〜16.3%と記載されている。しかし，生命を脅かすような出血イベントが絶対危険増加で1.3%，95%信頼区間で0.6〜1.9%と有意に増加している。

　治療効果の信頼区間は広く，併用による再発予防の可能性は残されている。ただ生命を脅かすような出血リスクが有意に高いとなると，今の時点で併用療法を採用するのは難しい。

　さらに，アスピリンとクロピドグレルの直接比較の論文抄録を探したところCAPRIE trialの抄録を参照することができ（図2），以下のように結果が記載されている。

　patients treated with clopidogrel had an annual 5.32% risk of ischemic stroke, myocardial infarction, or vascular death compared with 5.83% with aspirin. These rates reflect a statistically significant ($p=0.043$) relative-risk reduction of 8.7% in favour of clopidogrel (95% CI 0.3-16.5).

　脳卒中，心筋梗塞，血管死を含むアウトカムがアスピリン群で5.83%，クロピドグレル群で5.32%，相対危険減少で8.7%，95%信頼区間で0.3〜16.5%とクロピドグレル群で統計学的に有意に低いという結果であった。さらに読み進めると，次のような記述を発見する。

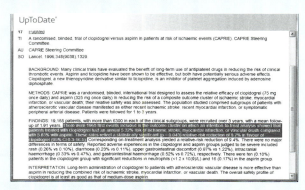

図2 ● UpToDateでアスピリンとクロピドグレルを比較したランダム化比較試験の論文抄録　　　（*より引用）

and the combination of aspirin-extended-release dipyridamole had greater benefit for secondary stroke risk reduction than aspirin alone in two clinical trials (ESPS-2 and ESPRIT) [6, 30].

クロピドグレルとの併用はダメでも，アスピリンとジピリダモール併用は効果があるようだ。また時間があるときにこれについて勉強してみよう。

勉強内容のまとめ

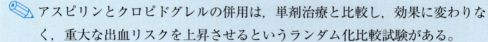アスピリンとクロピドグレルの併用は，単剤治療と比較し，効果に変わりなく，重大な出血リスクを上昇させるというランダム化比較試験がある。

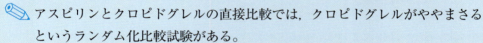アスピリンとクロピドグレルの直接比較では，クロピドグレルがややまさるというランダム化比較試験がある。

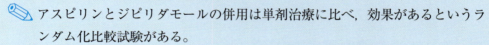アスピリンとジピリダモールの併用は単剤治療に比べ，効果があるというランダム化比較試験がある。

解答

脳梗塞再発予防に対して，アスピリンとクロピドグレルの併用は重大な出血リスクを上昇させるだけかもしれない

文献

1) Diener HC, et al : Aspirin and clopidogrel compared with clopidogrel alone after recent ischaemic stroke or transient ischaemic attack in high-risk patients (MATCH) : randomised, double-blind, placebo-controlled trial. Lancet. 2004 ; 364(9431) : 331-7.
2) Bhatt DL, et al : Clopidogrel and aspirin versus aspirin alone for the prevention of atherothrombotic events. N Engl J Med. 2006 ; 354(16) : 1706-17.
3) CAPRIE Steering Committee : A randomised, blinded, trial of clopidogrel versus aspirin in patients at risk of ischaemic events (CAPRIE). CAPRIE Steering Committee. Lancet. 1996 ; 348(9038) : 1329-39.

Case 27

この解熱薬を使っても喘息は悪化しませんよね？

　2歳の男児。気管支喘息で通院中。フルチカゾンの吸入を定期的に行っているが，今朝から38℃以上の発熱があり来院した。水様の鼻汁があるが，咳はなく，睡眠もとれている。

　身体診察では，軽度の鼻粘膜の発赤を認めるほか異常所見はない。発熱時のアセトアミノフェンの頓用のみで経過を見るよう提案したところ，母親から以下のように質問された。

　「解熱鎮痛薬の中には喘息を悪化させるものがあると聞いたのですが，この薬は大丈夫ですよね」

これまでの診療での対応

　この患者の質問にどのように答えるか，今の時点での皆さんの考えを確認しておこう。

選択肢
① 心配ありません
② アスピリンやイブプロフェンは危険です
③ 関係がないとは言えません
④ 勉強してから考える

その場の1分

　これまでは，「アセトアミノフェンであれば心配ない，むしろ鼻水止めの抗ヒスタミン薬のほうが喘息に悪影響があり，控えたほうがいい」と説明することが多かった．しかし，患児の母親がアスピリン系以外の薬で新しい情報を得た可能性も考えられたので，「その場の1分」で調べてみることにした．

　患者には「これまでの情報ではこのアセトアミノフェンは大丈夫だと言われていますが，今もう一度調べてみます．5分くらい待って頂いてもいいですか」と伝えて了承を得た．

　そこでUpToDateを検索してみる[*1]．

　Trigger control to enhance asthma managementという項目が容易に検索され，その中に以下のような記述がある（図1）．

　MEDICATIONS— Certain medications can aggravate asthma, including：

　・Nonselective beta blockers (see "Treatment of hypertension in asthma and COPD")

　・Aspirin and other NSAIDS (see "Aspirin exacerbated respiratory disease")（中略）

　For many years, it was believed that excessive drying of bronchial secretions by first generation antihistamines (due to their anticholinergic properties) would adversely affect asthma. However,

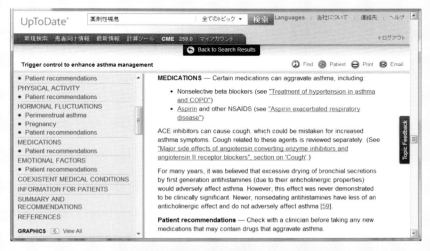

図1 ● UpToDateの喘息を悪化させる薬剤についての記述　　（*1より引用）

this effect was never demonstrated to be clinically significant. Newer, nonsedating antihistamines have less of an anticholinergic effect and do not adversely affect asthma.

　喘息を悪化させる薬剤として，非選択性のβ遮断薬とアスピリン，非ステロイド性抗炎症薬（NSAIDs）が含まれているが，アセトアミノフェンについての記載はない。
　また，抗ヒスタミン薬による喘息の悪化について記載があったが，臨床的な有意性は示されていない。さらに，鎮静作用の少ない新しい第2世代の薬剤ではその危険性は低いと記載されている。

＊1：UpToDate [http://www.uptodate.com/contents/search]

この時点での患者への説明

　患者を再び診察室に呼び入れ，以下のように説明した。
　「最新の教科書で調べてみましたが，危険ではなさそうです。ただ解熱薬はどうしても使わなければいけない薬ではありませんから，喘息が心配であれば使わずに様子を見てはどうでしょうか。喘息を悪化させるというデータがあるのは，アスピリンやイブプロフェンという薬ですから，夜ぐずって眠れないことがあればアセトアミノフェンは使ってみてもいいと思います」

その日の5分

　「その場の1分」でアスピリンとNSAIDsが増悪因子だという記述を見つけたが，アセトアミノフェンは問題ないという記述があったわけではない。その日の診療後，DynaMed＊2でアセトアミノフェンについての記述を検索してみた。
　Risk factors for asthmaの項にLikely risk factorsという細目があり，以下のような記載があった（図2）。

conflicting evidence regarding exposure to acetaminophen prenatally or during childhood and diagnosis of asthma
—early acetaminophen (paracetamol) may not be associated with development of childhood asthma

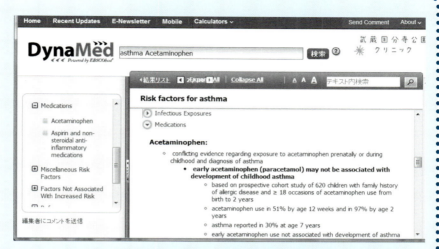

図2 ● DynaMedのアセトアミノフェンが喘息発症のリスクかもしれないという記述
(*2より引用)

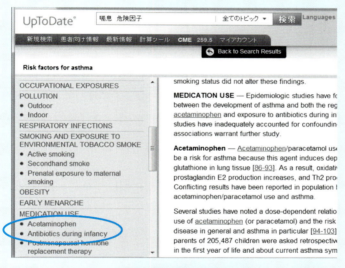

図3 ● UpToDateの喘息発症と薬剤の関係についての記述
(*2より引用)

—acetaminophen exposure associated with small increased risk of asthma or wheezing in children and adults

　アセトアミノフェンの投与が喘息の発症と関連があるという論文と，ないという論文があり，まだ結論は出ていないという状況である。
　さらにもう一度UpToDateで検索すると，Risk factors for asthmaという項目に，DynaMedと同様，以下のような記載を見つけた(図3)。

Acetaminophen—Acetaminophen/paracetamol use has been postulated to be a risk for asthma (中略) Conflicting results have been reported in population based studies of acetaminophen/paracetamol use and asthma.

さらにその次には，意外な記述があった。

Antibiotics during infancy—Exposure to antibiotics during infancy has been associated with the development of asthma in later childhood.
(中略)
—In a meta-analysis of four retrospective and four prospective studies (12,082 infants), development of childhood asthma was more likely among infants exposed to antibiotics during the first year of life compared to unexposed infants (odds ratio 2.05, 95% CI 1.41-2.99) [111].

乳児期の抗菌薬の投与が後の喘息の発症と関連しているというのである。それぞれ4つの後ろ向き研究と前向き研究をまとめたメタ分析があり，1歳未満の抗菌薬を投与した群は，投与されなかった群に比べ2.05倍も喘息の危険性が高いとある。ただし，後ろ向き研究だけの検討では2.82倍危険となっているが，前向き研究だけの検討では1.12倍で，関連ははっきりしていないように見受けられる。

今後，さらなる前向き研究での検討が必要だと感じた。

＊2：DynaMed [http://www.ebsco.co.jp/medical/dynamed/]

その後の経過

喘息患者にアセトアミノフェンを投与してよいかどうかを勉強していて，アセトアミノフェンや抗菌薬の投与が喘息の発症の危険性を高めている可能性を指摘する複数の研究結果について知ることができた。今後は1歳未満の発熱患者が来院した場合には，保護者にこれらの研究結果を説明し，できる限りアセトアミノフェンや抗菌薬を使わないように心がけたい。

勉強内容の まとめ

- アセトアミノフェンが喘息の増悪因子というエビデンスはない。
- 小児に対するアセトアミノフェン投与は喘息発症のリスクかもしれない。
- 乳児に対する抗菌薬の投与が喘息の発症リスクになるという研究もある。
- 抗ヒスタミン薬が喘息を悪化させるというはっきりとしたデータはない。

解答　アセトアミノフェンを頓用してもよいが，できるだけ投与しないようにしたい
④ → ③

Case 28

熱があるのに抗菌薬は処方しないんですか？

16歳の男性。数時間前から39℃以上の発熱，鼻汁，咽頭痛があり午前中に受診した。副鼻腔炎，扁桃炎の所見はなく，身体所見上も鼻粘膜の発赤と腫脹，白色の鼻汁の貯留，咽頭の軽度発赤を認めるのみで，風邪症候群としてアセトアミノフェンの頓用のみ処方した。しかし，その日の夕方の休憩時間に患者の母親より電話があり，以下のように質問された。

「今までかかった医療機関では，熱があれば必ず抗菌薬が処方されていました。今回は39℃を超える熱があるというのに，抗菌薬が処方されていないのはなぜですか。風邪をこじらせて肺炎になって入院したこともあるんです」

これまでの診療での対応

この患者の母親の質問にどのように答えるか，今の時点での皆さんの考えを確認しておこう。

選択肢

① 風邪はウイルスが原因なので抗菌薬は必要ないと答える
② 希望であれば抗菌薬を追加処方すると答える
③ 初めから抗菌薬を処方する
④ 勉強してから考える

筆者自身の勉強以前の対応

患者の母親からこのような反応があるということは，大部分の医師は抗菌薬を処方するということなのだろうか。

ひとまず電話では以下のように対応した。

「診察の結果，ウイルスによる風邪と判断し，抗菌薬は処方しませんでした。もちろん一部には抗菌薬が有効な細菌感染が混じっていることもありますから，その場合には抗菌薬を投与したほうがいいと思います。ただ肺炎を予防するために，肺炎にならないうちから抗菌薬を飲むのは，薬が効かなくなる耐性菌や副作用の点から言ってあまりお勧めできません。2，3日以内に改善がみられなければ，再度受診して下さい」

その場の1分

電話口で待たせるわけにもいかないので，以上のような説明をして電話を切り，「その場の1分」で調べてみた。「抗菌薬は風邪に対して効果はない」と説明したが，このように自分でも「当たり前だ」とわかりきっているようなことでも，一度調べてみるのは重要である。

まずはDynaMed[*1]である。Upper respiratory infection (URI) の項目があり（図1），以下のように記載されている。

- antibiotics should not be used to treat nonspecific upper respiratory tract infections in previously healthy adults
- antibiotics for adults with nonspecific upper respiratory tract infections do not improve illness resolution or prevent

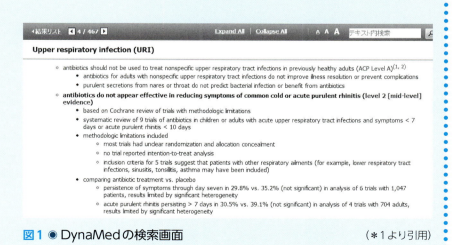

図1 ● DynaMedの検索画面 (*1より引用)

- complications
- purulent secretions from nares or throat do not predict bacterial infection or benefit from antibiotics

「健康成人の非特異的な上気道感染に抗菌薬を使うべきでない」と書かれており，回復までの期間が短くなるわけでもなく，合併症の危険性が低くなるわけでもなく，さらには膿性の鼻汁も細菌感染のサインとは言えず，抗菌薬の利益はないとある。少なくとも抗菌薬が有効という記述はなかった。引用された論文はコクランレビューである[1]。

患者の母親に再度電話をかけなければならないような記述は見つからなかった。

＊1：DynaMed [http://www.ebsco.co.jp/medical/dynamed/]

その日の5分

帰宅前に，コクランレビューの抄録だけでも読んでみることにした。小児，成人の両方を含むランダム化比較試験のメタ分析で，抗菌薬投与群とプラセボを比較し，7日以内に上気道炎を，10日以内に急性副鼻腔炎を発症した患者を対象に検討されている。

結果については以下のように書かれていた。

People receiving antibiotics did no better in terms of lack of cure or persistence of symptoms than those on placebo [relative risk (RR) 0.89, 95% confidence interval (CI) 0.77 to 1.04], based on a pooled analysis of six trials with a total of 1147 patients. Overall, the relative risk of adverse effects in the antibiotic group was RR 1.8 (95% CI 1.01 to 3.21), ……

症状が持続した患者や治癒していない患者は，抗菌薬の投与により100人から89人へと少なくなる傾向にあるが，統計学的な有意差はない。逆に副作用については1.8倍多いという結果である。

さらに抄録では，成人では副作用の危険性が高いが，小児では認められな

かったと書かれている。また，膿性鼻汁が持続する患者の割合は抗菌薬の投与により100人から57人まで減少し，統計学的に有意だったと示されている。

　Adult patients had a significantly greater risk of adverse effects with antibiotics than with placebo (RR 2.62, 95％CI 1.32 to 5.18) (random-effects model) while there was no greater risk in children (RR 0.91, 95％CI 0.51 to 1.63). The pooled relative risk for persisting acute purulent rhinitis with antibiotics compared to placebo was 0.57 (95％CI 0.37 to 0.87) (random-effects model), based on 6 studies with 772 participants.

　やや早く治癒させる効果があるかもしれないが，成人の場合は副作用でその効果が打ち消されてしまうという状況である。ただし持続する膿性鼻汁の場合は，抗菌薬を考慮してもよいかもしれない。予想通りの結果である。
　今日は時間に余裕があるので，もう少し勉強してみることにする。ちょうど『地域医療の見え方』というホームページ[*2]（図2）で，風邪に対する抗菌薬の効果を検討した論文のまとめがあるという情報をTwitterで得たので，アクセスしてみた。

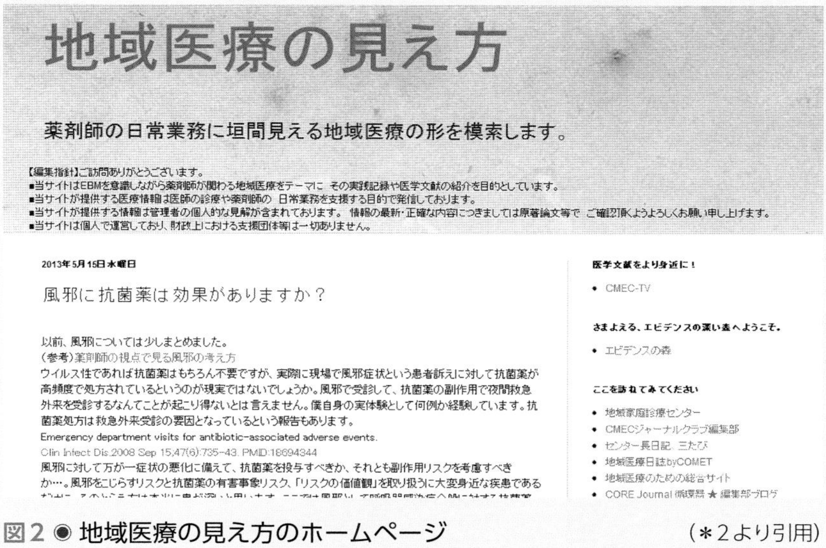

図2 ● 地域医療の見え方のホームページ　　　　　　　　　　（*2より引用）

[呼吸器感染症において抗菌薬で肺炎は予防できるのか]

(中略)

1986年から2006年までにおける英国のプライマリケアデータベースから急性非特異的呼吸器感染症（ARIs）で受診した成人患者1,531,019人を対象に抗菌薬を投与した場合と投与しなかった場合を比べて、ARIsで受診後15日以内の市中肺炎による入院リスクとARIsで受診後15日以内の重篤な薬物有害事象リスク（過敏症、下痢、発作、不整脈、肝・腎不全）を検討した報告です[2)]。

(中略)

■肺炎による入院

・抗菌薬の投与で肺炎による入院リスクは減少する。

→調整リスク差（100,000受診における）：-8.16（95% CI, -13.24 to -3.08 ; $P=.002$）。

→肺炎を1人減らすためのNNT[*3] ＝ 12,255.

肺炎に対する抗菌薬投与の予防効果はまったくないわけではないが、1万2,000人以上に抗菌薬を投与して、ようやく1人の患者を減らせるくらいの効果しかない。

*2：地域医療の見え方：風邪に抗菌薬は効果がありますか？ [http://syuichiao.blogspot.jp/2013/ 05/blog-post_15.html]
*3：NNT：number needed to treat（治療必要数）

その後の経過

3日後、患者が来院した。昨日から解熱しているが、咳が続いており眠れなかったという。全体的に改善傾向は明らかで、このまま抗菌薬は投与せず、咳止めで経過を見ることにした。

「熱も下がっていますから、以前のように肺炎を心配する必要はありません。抗菌薬で肺炎を予防しようとしても、風邪の患者1万人以上に抗菌薬を使って、ようやく1人の患者さんの肺炎を防ぐくらいしか効果がないのです。10％くらいに下痢の副作用がありますから、抗菌薬は使わず、もう少し咳止めを追加して様子を見ましょう。もう2, 3日で良くなると思います」

勉強内容の まとめ

- 風邪に対する抗菌薬はまったく無効というわけではないが，成人では，副作用に照らして明確に効果があるとは言えない。
- 膿性鼻汁が持続する患者では有効かもしれない。
- 肺炎予防のための抗菌薬の効果は，1万2,000人以上に投与してようやく1人の肺炎を予防するというわずかな効果しかない。

解 答	肺炎の予防効果がないわけではないが，副作用にかき消される可能性が高い ④ → その他

文 献

1) Arroll B, et al：Antibiotics for the common cold and acute purulent rhinitis. Cochrane Database Syst Rev. 2005；20(3)：CD000247.
2) Meropol SB, et al：Risks and benefits associated with antibiotic use for acute respiratory infections: a cohort study. Ann Fam Med. 2013；11(2)：165-72.

Case 29 熱性痙攣は繰り返しますか？

　10カ月の男児，発熱で来院。生まれて初めての発熱であり，ほかに症状はなく診察上異常はみられない。突発性発疹かもしれないが，投薬は行わず経過観察をすることで母親と合意し，帰宅した。

　3日後，発熱とともに全身の発疹が出現し再び来院したが，前回の受診後，帰宅してすぐに全身が痙攣し，救急車で小児医療センターを受診したという。受診時既に痙攣は止まっており，1〜2分の全身痙攣ということで単純型熱性痙攣と診断した。

　突発性発疹の経過中に起こった熱性痙攣であるが，母親より以下のような質問を受けた。

　「熱性痙攣は繰り返すことが多いと聞いたのですが，次に熱が出たときも痙攣が起こる可能性は高いのでしょうか」

これまでの診療での対応

　この男児の母親の質問にどのように答えるか，今の時点での皆さんの考えを確認しておこう。

選択肢

① 1度きりのこともありますから2度目が起きてから考えればいいでしょう

② 単純型の熱性痙攣ですから繰り返す危険は少ないと思います

選択肢	③繰り返すことがありますから次回の発熱時は痙攣止めの薬を使いましょう ④勉強してから説明する

その場の **1** 分

外来は既に次の患者の予約時間を5分ほど過ぎてしまっている。外来が混雑していたため、母親の質問に対し、小児科の教科書で見た記述の記憶をもとに熱性痙攣にかかった小児の約半数は再度発症するという、これまで通りの説明をした。説明をした後ではあったが、「その場の1分」でDynaMed[*1]を検索してみる（図1）。'febrile seizure'で検索すると、prognosisの項にrisk of febrile seizure recurrenceとあり、以下のように記載されている。

〈risk of febrile seizure recurrence〉

（中略）

○ prospective cohort study of 428 children with first febrile seizure followed for ≧2 years
- febrile seizure recurred in 32%
- characteristics of first febrile seizure associated with increased risk of recurrence included
  ・age＜18 months
  ・fever duration＜1 hour before seizure onset

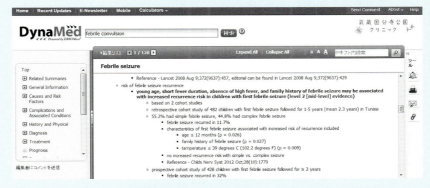

図1 ● DynaMedの検索画面　　　　　　　　　（*1より引用）

- first degree relative with history of febrile seizure
- temperature ＜ 40 degrees C (104 degrees F)
■ 2-year recurrence risk based on number of risk factors present at initial febrile seizure
  - 14% if no risk factors
  - ＞20% if 1 risk factor
  - ＞30% if 2 risk factors
  - ＞60% if 3 risk factors
  - ＞70% if 4 risk factors

　熱性痙攣を発症した小児の32%に再発が認められ，再発のリスクとして生後18カ月未満，発熱後1時間未満の発症，1親等以内の熱性痙攣の家族歴，40℃未満の発熱の4項目が挙げられている。リスクがなければ再発は14%，リスクが1つなら20%超，2つなら30%超，3つなら60%超，4つなら70%超とある。再発はリスクファクターの数により，大きな差がある。

　今回の男児の場合，18カ月未満で発熱が39.6℃と2項目が当てはまるため，再発のリスクは30%超となる。「約半数は再度発症する」という説明もそれほど大きくは外れていなかったようだ。

　「その場の1分」が3分になってしまった。急いで次の患者を呼び入れる。今回の勉強結果は次の患者に活かそう。

＊1：DynaMed [http://www.ebsco.co.jp/medical/dynamed/]

その日の5分

　その日の帰宅前に，DynaMedに引用されていた428人の小児を2年以上追跡したという元論文を見てみることにした[1]。リンクからPubMedまでたどり，抄録をざっと読んでみた。

　再発の回数について，17.1%で1回，8.9%で2回，5.8%で3回以上の再発という記述がみられたが，それ以外にDynaMedに記載されていた以上のことはわからなかった。原著論文をたどろうとしてみたが，画面上の'Free'ボタンをクリックしてもパスワードを要求されるだけで原著論文を手に入れることはできなかった。

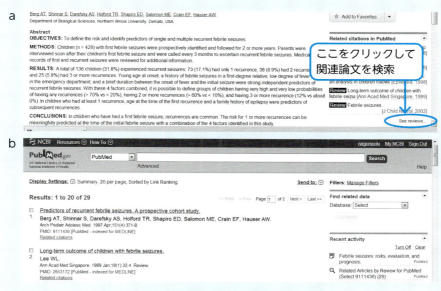

図2 ● 元論文の抄録と関連論文の検索
a：関連論文から新しい総説論文を探す，b：関連論文のリスト　　　　　　（＊2より引用）

　ここで諦めてもよかったのだが，もう少し検索を続けてみた．この論文が1997年の発表と古かったので，新しい論文がないかどうか，PubMed*2の総説の関連論文をたどって，さらに検索を続けた（図2a）．すると29本の総説論文がヒットし（図2b），2012年に発表された'Febrile Seizures: Risks, Evaluation, and Prognosis.'という論文があり[2]，全文が手に入る．これをざっと読んでみた．

　ここにも先ほどの論文[1]が引用されており，DynaMedに記載されていた内容が表にまとめられていた（図3）．しかし，新しい論文は引用されていないようだ．

図3 ● DynaMedの記載と一致する再発リスクをまとめた表　　　　（文献2より引用）

さらに読み込むと，亜鉛[3]や鉄の欠乏[4]と熱性痙攣の関連を示す症例対照研究が引用されている。また，別の部分には単純型と複雑型の熱性痙攣の間に再発リスクの差はないと書かれていた[1]。

＊2：PubMed [http://www.ncbi.nlm.nih.gov/pubmed/]

その後の経過

男児は2カ月後に予防接種で来院した。この間，発熱もなく熱性痙攣の再発もなかった。このまま発熱時の抗痙攣薬を使わずにフォローしていく予定である。

勉強内容のまとめ

- 熱性痙攣は30％程度で再発する。
- コホート研究により，18カ月未満，発熱後1時間未満の発症，1親等以内の熱性痙攣の家族歴，40℃未満の発熱の4項目の再発リスク因子が同定されている。
- 単純型と複雑型で再発リスクに差はない。
- 亜鉛と鉄の欠乏が熱性痙攣のリスクかもしれない。

解答　再発はリスクの数により14〜70％超まで幅広く分布する ④ → ①

文献

1) Berg AT, et al：Predictors of recurrent febrile seizures. A prospective cohort study. Arch Pediatr Adolesc Med. 1997；151(4)：371-8.
2) Graves RC, et al：Febrile seizures：risks, evaluation, and prognosis. Am Fam Physician. 2012；85(2)：149-53.
3) Ganesh R, et al：Serum zinc levels in children with simple febrile seizure. Clin Pediatr(Phila). 2008；47(2)：164-6.
4) Hartfield DS, et al：The association between iron deficiency and febrile seizures in childhood. Clin Pediatr(Phila). 2009；48(4)：420-6.

Case 30 ディオバン®を飲み続けてもいいのでしょうか？

　68歳の男性。脳梗塞の後遺症で左片麻痺，再発予防のために抗血小板薬と降圧薬を服用している。転居により，3カ月前から当クリニックに通院し始めた。外来，自宅での血圧はともに130〜140mmHgとコントロールは良好である。
　「自分の飲んでいる薬が，以前マスコミをにぎわせた論文捏造があったディオバン®という薬だとわかり不安になった。このままこの薬を飲み続けていいものか」と相談を受けた。

これまでの診療での対応

　この患者の質問にどのように答えるか，今の時点での皆さんの考えを確認しておこう。

選択肢

① ほかの降圧薬より劣ることはないのでこのまま飲んでもかまいません
② 論文を捏造するような会社の薬ですからすぐに変更しましょう
③ もっと安い薬で効果も同じものがあるのでそれに変更しましょう
④ 勉強してから考える

筆者自身の勉強以前の対応

　筆者自身は，以前に問題となった論文捏造事件の中心にある，Jikei Heart Study，Kyoto Heart Studyの2つの研究を，発表当時に読み込んでいる。この2つの論文には研究デザイン上に決定的な問題[1]（PROBE法であるにもかかわらず入院や介入行為がアウトカムになっている）があることや，別の研究ではディオバン®についてアンジオテンシンⅡ受容体拮抗薬（ARB）以外の降圧薬に対する優位性が示されているわけではないことを認識していた。また，ディオバン®を含むARBは値段が高いことも考慮し，第一選択で処方することのない薬でもある。ただ，転医によって引き継いだ患者なのでディオバン®やほかのARBが処方されていても，これまで特に変更することなく処方を継続してきた。

　今回の患者は血圧が良好にコントロールされており，転医して間もなかったため，まずは以下のように説明した。

　「捏造があった論文ですが，ディオバン®はほかの高血圧の薬より優れているという結果を捏造しただけで，別の複数の研究では，脳卒中や心筋梗塞，心不全などの合併症予防について，ディオバン®以外の高血圧の薬と同じくらいの効果が示されています。合併症の予防ということで不安に思われることはありません。この薬がほかの薬より劣っているわけではないので，このまま飲み続けてもかまわないと思います。ただ値段がほかの薬に比べるとかなり高いので，最も安い薬に切り替えれば，1/10くらいの値段でも同じ効果があります。どうしますか」

その場の1分

　まずは薬価を確認する。「今日の臨床サポート」*1というデータベースが手に入ったので，検索してみることにした。このデータベースは日本語版のUpToDate，DynaMedをめざす，エビデンスに基づくWeb版の電子教科書である。臨床でよく使用される薬剤情報をはじめ，薬価や妊娠，授乳中のリスクなどを簡潔に見ることができ便利である。

　たとえばナトリックス®と商品名を入れて検索すると，すぐに薬剤情報が表示される（図1）。薬価が記載されており，1mg錠は12.2円であることがわかる。それに対してディオバン®80mg錠の薬価を調べると114.8円とある。1/10になるという説明はおおよそ妥当であった。また，ほかのARBの薬価を調べてみたところ，ディオバン®が最も安い薬であることがわかった（表1）。

＊1：今日の臨床サポート [http://clinicalsup.jp/]

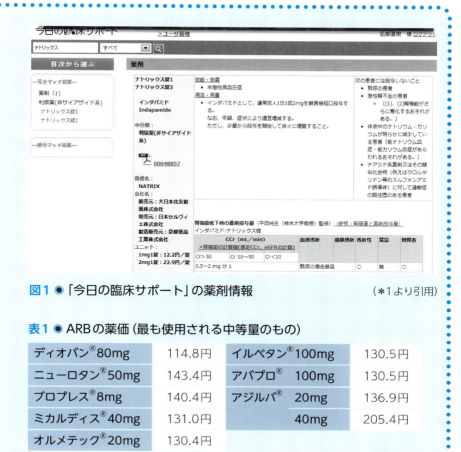

図1 ●「今日の臨床サポート」の薬剤情報 (＊1より引用)

表1 ● ARBの薬価（最も使用される中等量のもの）

ディオバン®80mg	114.8円	イルベタン®100mg	130.5円
ニューロタン®50mg	143.4円	アバプロ® 100mg	130.5円
ブロプレス®8mg	140.4円	アジルバ® 20mg	136.9円
ミカルディス®40mg	131.0円	40mg	205.4円
オルメテック®20mg	130.4円		

その日の5分

ほかの降圧薬とディオバン®の効果は同等であると説明したが、実際にどのようなランダム化比較試験やメタ分析があるのか、またARBの中でほかの降圧薬とディオバン®が同等の効果を持つのかどうか、一度詳細を調べてみることにした。

▼ほかの降圧薬との比較

高血圧をDynaMed＊2で検索し、First-line therapy for hypertensionのARBの項を見ると以下のような記述がある。

○ similar results for all outcomes in analyses comparing ARBs vs. placebo and comparing ARBs vs. active treatment

○ Reference—BMJ 2011 Apr 26;342:d2234 full-text

参考文献をたどり元論文を入手し，ざっと読んでみる[2]。
Patient（患者）：高血圧，糖尿病，心血管疾患の既往がある患者
Exposure（曝露）：アンジオテンシンⅡ受容体拮抗薬
Comparison（比較）：プラセボまたはほかの降圧治療
Outcome（結果）：心筋梗塞，心血管イベント，総死亡

37のランダム化比較試験のメタ分析である．ほかの降圧薬との比較については，心筋梗塞，心血管イベント，総死亡のいずれに関しても相対危険は1前後で，有意差がないことが示されている．心血管疾患についての結果を図2に示す．

この解析には，JIKEI，KYOTOも含まれているが，それ以外の研究の大部分で両者がほぼ同等の効果を示しており，全体の結果に大きな影響はない．この2研究が捏造でなかったとしても，このメタ分析の結果は変わらないということである．

＊2：DynaMed [http://www.ebsco.co.jp/medical/dynamed/]

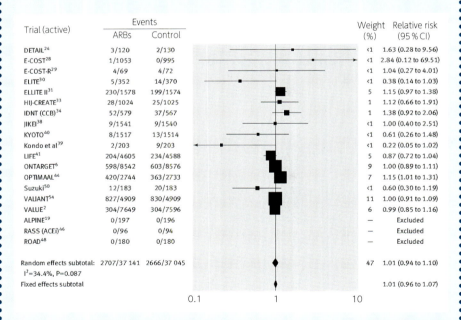

図2 ● ARBとアンジオテンシン変換酵素（ACE）阻害薬を比較したメタ分析（心血管疾患についての結果）
（文献2より改変）

▼ほかのARBとの比較

定期的にチェックしている「薬剤師の地域医療日誌」というブログに，「ARBの効果に違いはありますか？」という項目がある（図3）。これを参照すると，今日の疑問にぴったりの観察研究の要約を読むことができる*3。

それはイルベサルタンを基準薬とし，ほかのARBで心血管疾患（心筋梗塞，脳卒中，心不全）と総死亡について効果に差があるのかどうかを検討した後ろ向きコホート研究である。ランダム化比較試験のメタ分析ではなく交絡因子が問題となるが，参考になる論文である*3。

心血管疾患，総死亡についての相対危険とその95%信頼区間は，それぞれ0.86（0.77〜0.96）（図4），0.90（0.80〜1.00）とあり，ディオバン®はむしろほかのARBよりやや合併症予防効果が高い傾向にあることがわかる。少なくともディオバン®が悪いという結果ではなかった。

2013年08月01日

ARBの効果に違いはありますか？

【文献タイトル・出典】

Comparative effectiveness of angiotensin-receptor blockers for preventing macrovascular disease in patientswith diabetes: a population-based cohort study

CMAJ 2013 Jul 8. [Epub ahead of print] PMID:23836857

【論文は妥当か？】

研究デザイン：人口ベース後ろ向きコホート研究

[Patient]2001年4月1日から2011年5月31日までにおいてARBで治療された66歳以上の糖尿病患者54186人（平均年齢73歳）

[Exposure]カンデサルタン（10940人）、ロサルタン（8411人）、テルミサルタン（8182人）、バルサルタン（13962人）による治療

[Comparison]イルベサルタン（12691人）による治療

[Outcome]急性心筋梗塞よる入院、脳卒中による入院、心不全による入院の複合アウトカム

■追跡期間▸10年

■調節した交絡因子▸Appendix2

薬剤（アミオダロン、ACE阻害薬、抗凝固薬、アルドステロン拮抗薬、β遮断薬、Ca拮抗薬、利尿剤、その他の降圧薬、スタチン、NSAIDs、ニトログリセリン、ワーファリン）の使用歴、糖尿病治

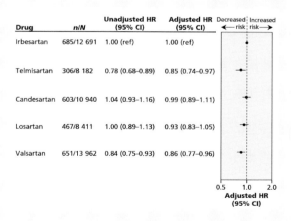

図3 ◉ ARB同士を比較した観察研究の結果を取り上げたブログ「薬剤師の地域医療日誌」

（＊3より引用）

Drug	*n/N*	Unadjusted HR (95% CI)	Adjusted HR (95% CI)
Irbesartan	685/12 691	1.00 (ref)	1.00 (ref)
Telmisartan	306/8 182	0.78 (0.68–0.89)	0.85 (0.74–0.97)
Candesartan	603/10 940	1.04 (0.93–1.16)	0.99 (0.89–1.11)
Losartan	467/8 411	1.00 (0.89–1.13)	0.93 (0.83–1.05)
Valsartan	651/13 962	0.84 (0.75–0.93)	0.86 (0.77–0.96)

図4 ◉ ARB同士を比較したメタ分析（心血管疾患についての結果）

（文献3より引用）

＊3：薬剤師の地域医療日誌:ARBの効果に違いはありますか？[http://blog.livedoor.jp/ebm_info/archives/29384812.html]

今後の対応

　薬価が高いことを考慮して今後もARBを第一選択薬にすることはないが，既にARBが処方されている患者に対しては効果が同等で安い薬があるという点についてできるだけ情報提供し，薬剤の変更に希望があれば応じていきたい．ただARBを続行するのも選択肢の1つであるし，ディオバン®をほかのARBに変更する必要はない．

　ディオバン®はARBの中では薬価が安く，観察研究でやや良い結果が出ていることを考慮すれば，ARBを使用するときの選択肢の1つとしてもよいと思われる．

勉強内容のまとめ

- ディオバン®80mgの薬価はナトリックス®1mgの約10倍である．
- ARBの中ではディオバン®は薬価が最も安い．
- ARBとACE阻害薬を比較したメタ分析では合併症予防の点で両者に差はない．
- ディオバン®はほかのARBに比べてやや合併症予防効果が高い傾向にあるという観察研究がある．

解答　ほかのARBに切り替える意味はない
④ → ① or ③

文献

1) 名郷直樹：ステップアップEBM実践ワークブック．南江堂，2009，p220．
2) Bangalore S, et al：Angiotensin receptor blockers and risk of myocardial infarction：meta-analyses and trial sequential analyses of 147020 patients from randomised trials. BMJ. 2011；342：d2234.
3) Antoniou T, et al：Comparative effectiveness of angiotensin-receptor blockers for preventing macrovascular disease in patients with diabetes：a population-based cohort study. CMAJ. 2013；185(12)：1035-41.

Case 31 卵アレルギーはインフルエンザワクチン禁忌ですか？

7歳の男児，喘息で外来通院中。運動時に咳が時折みられるが，コントロールは良好である。毎年冬場に風邪をひいたときに咳き込みが続き，喘息発作が出る。卵アレルギーがあり，これまでインフルエンザの予防接種を受けたことはない。卵を含む離乳食を始めた時期に，全身に蕁麻疹が出現したが，アナフィラキシーの既往はない。それ以後しばらく卵除去食を与えていたが，卵を少量含んだ菓子類を両親の気がつかないうちに食べており，現在では特に症状が出ることはないという。男児の母親から「この状態ならワクチンは打てるでしょうか」と質問を受けた。

これまでの診療での対応

この男児の母親の質問にどのように答えるか，今の時点での皆さんの考えを確認しておこう。

選択肢

① アナフィラキシーの可能性があるのでワクチン接種は控えましょう
② チャレンジテスト，皮膚テストを行って陰性なら大丈夫です
③ 卵を含んだお菓子を食べられるなら大丈夫です
④ 勉強してから考える

患者への説明

卵アレルギーは年齢とともに減弱消失することが多く，この男児もその可能性が高いため，接種に問題はないと考える。しかし，念のため皮膚テストなどを行って決めるという方法もある。男児に喘息があることを考えるとインフルエンザワクチンを接種することが好ましい。このまま接種して問題がないのか，あるいはテストをして接種したほうがよいのか，一度きちんと調べてみるので，来週もう一度来院するように伝えた。

その場の1分

とりあえず添付文書を確認する。卵アレルギーの既往が禁忌となっていれば，接種は難しい。しかし，添付文書の禁忌事項の中に卵アレルギーの既往は含まれていなかった（表1）。接種要注意者の6つの要件の中の1つに「本剤の成分または鶏卵，鶏肉，そのほか鶏由来のものに対して，アレルギーを呈するおそれのある者」とあるのみだ。

また，卵アレルギーの小児の予後についてUpToDate[*1]を検索すると，'The natural history of childhood food allergy'という項目があり，以下のような記述があった。

Resolution—Allergy to egg usually resolves within several years of diagnosis.
- The rate of resolution of egg allergy was estimated in one prospective study that followed 58 children, beginning at ages younger than two years. One-half of children became tolerant by 35 months of follow-up (4 to 4.5 years old), and two-thirds became tolerant by five years of follow-up.（中略）
- Tolerance to egg in baked goods is common and typically occurs at

表1 ● インフルエンザワクチンの禁忌

【接種不適当者（予防接種を受けることが適当でない者）】
被接種者が次のいずれかに該当すると認められる場合には，接種を行ってはならない。
1. 接種当日，明らかな発熱を呈している者
2. 重篤な急性疾患にかかっている者
3. 本剤の成分によってアナフィラキシーを呈したことがある者
4. 上記に掲げる者のほか，予防接種を行うことが不適当な状態にある者

an earlier age than tolerance to lightly cooked or raw egg. In one series of children with egg allergy, the median age of tolerance to well-cooked egg was 5.6 years versus a median of 10.3 years for uncooked egg.

　58人の小児のうち1/2は35カ月以内，2/3が5年以内にアレルギーを起こさなくなるという観察研究がある。さらに別の研究では，調理済みの卵では5.6年，生卵では10.3年で，半数が治癒すると報告されている。
　卵アレルギーは添付文書上禁忌ではないし，先の男児ではアレルギー自体も治癒している可能性が高い。ただアレルギーが治癒していない可能性も考えて，接種時点でアレルギーがある患者のワクチンに対する反応を検討した研究があるかどうか，帰宅前の「その日の5分」で調べてみることにした。

＊1：UpToDate [http://www.uptodate.com/]

その日の5分

　その日の診療終了後，帰宅する前に再びUpToDateで「インフルエンザワクチン卵アレルギー」を検索すると（図1），Influenza vaccination in individuals with egg allergyという今回の疑問にぴったりの項目がある。そこには，卵アレルギーを持つ患者4,000人以上について，安全に投与できたと記載されている。この中には500人以上のアナフィラキシーの既往のある患者を含むと書かれている。

　SAFETY OF VACCINES IN PATIENTS WITH EGG ALLERGY—Safe administration of injectable influenza vaccine (containing up to 0.7mcg ovalbumin per 0.5mL dose) to over 4000 individuals with egg allergy has been reported. These studies included more than 500 patients with a history of anaphylaxis to egg ingestion who were vaccinated with trivalent inactivated influenza vaccine (TIV), all without serious reactions.

　10の論文が引用されているが，このうちの2010年のものが全文入手可能

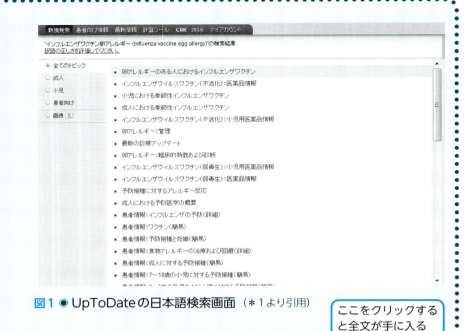

図1 ● UpToDateの日本語検索画面 （＊1より引用）

ここをクリックすると全文が手に入る

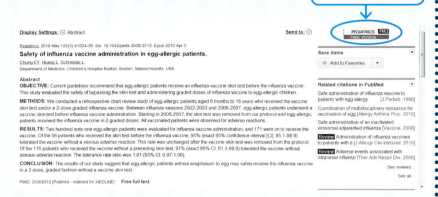

図2 ● 全文入手可能な参考論文のPubMed検索画面 （＊2より引用）

だったので（図2）＊2読んでみた[1]。

　この研究では，6カ月〜18歳の卵アレルギー患者171人を対象としている。皮膚テストで陰性であった2002〜03年の患者と，皮膚テストを省いた2006〜07年の患者を対象とし，まず規定量の1/10を注射して反応がないことを確認した後，30分後に残りの9/10を注射した。このように，2段階法のインフルエンザワクチン接種を行い，アレルギー反応が起こるかどうかを検討している。

　皮膚テストが陰性であった対象と皮膚テストを行わなかった対象で，アレルギー反応の頻度は，それぞれ95％と97％で差はなく，最初の接種後では

6人に，2回目の接種後では1人に全身的なアレルギー反応が起こったが，アナフィラキシーは1例も起こらなかったと報告されている。

171人という限られた人数の報告であり，卵アレルギーのない集団に対してどれくらいアナフィラキシーが多いかを判断することは困難である。

しかし，285人の卵アレルギー患者への1段階の接種でアナフィラキシーを1人も起こさなかったという別の研究結果も引用されていることから，必ずしも2段階法による接種が必要というわけではなさそうである[2]。

これらの論文結果を反映し，実際のワクチン接種についてはUpToDateに以下のように書かれており，蕁麻疹より重症の反応がない患者については，プライマリケア医が1段階法での接種を行い，皮膚テストや2段階法の接種は勧められないとある。

Administration protocols—Beginning with the 2011–2012 season, the AAP, CDC/ACIP, and NIAID specifically recommend that patients with egg allergy receive the trivalent inactivated influenza vaccine (TIV) with some precautions. Individuals with a history of a reaction no more severe than hives after egg ingestion can receive TIV at their primary care provider's office. The vaccine is given as a single dose.

＊2：PubMed [http://www.ncbi.nlm.nih.gov/pubmed/]

その後の経過

卵アレルギー患者であっても，皮膚テストをせずに，最初に1/10を注射，その後反応がなければ9/10を注射する2段階法による接種は比較的安全であるという報告がある。しかし，対象数が171人と少なく，安全性に対するエビデンスとして十分ではない。参考文献全体でも対象数は4,000人にすぎず，一般集団でも何十万，何百万接種でしか起こらないアナフィラキシーが増加しているかどうかの判断は困難である。また，接種法について，1段階法の接種でも問題がないという報告がある。

少なくとも禁忌というわけではないことは明確であった。ましてや今回の男児のように，喘息があり，アナフィラキシーの既往はなく，現在は既に治癒している可能性がある場合には，むしろ接種を考慮すべきであることが明らかになった。

1週間後の外来では，男児に皮膚テストをせず1段階法でインフルエンザワクチンを接種し，30分間の経過観察後，何事もなく帰宅した。

勉強内容の まとめ

- 卵アレルギーはインフルエンザワクチン禁忌ではない。
- 卵アレルギーは10年で半数が治癒する。
- 皮膚テストの意義は明らかでない。
- 2段階法を検討した研究が多いが1段階法との結果に差はない。
- 卵アレルギー患者にワクチンを接種した場合のアナフィラキシーの頻度は明らかでない。

解答　蕁麻疹以上の症状がない患者なら，皮膚テストをせずにインフルエンザワクチンを接種してもよい

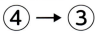

文献

1) Chung EY, et al:Safety of influenza vaccine administration in egg-allergic patients. Pediatrics. 2010；125(5)：e1024-30.
2) Webb L, et al:Single-dose influenza vaccination of patients with egg allergy in a multicenter study. J Allergy Clin Immunol. 2011；128(1)：218-9.

Case 32 80歳過ぎの軽症高血圧でも薬を飲んだほうがいいですか？

　86歳の男性．75歳で大腸癌の手術をしたが，これまで健康に過ごしてきた．孫から誕生日祝いに血圧計をプレゼントしてもらったので，ときどき血圧を測っていると言う．血圧の変動は大きいが，収縮期血圧がだいたい130～160mmHgの間にある．テレビを見ていた際，「130mmHgは高血圧だ」と言っているのを聞き，自分も薬を飲んだほうがいいのかと心配になり来院した．脳卒中で寝たきりになったりして家族に迷惑はかけたくない，いつ死んでもかまわないがコロッと逝きたいと言う．

これまでの診療での対応

　この患者の質問にどのように答えるか，今の時点での皆さんの考えを確認しておこう．

選択肢

① いつ死んでもかまわないのなら経過観察するよう勧める
② 食事・運動療法を勧める
③ 降圧薬を投与する
④ 勉強してから考える

この時点での患者への説明

　高齢者の高血圧では，2000年ごろからメタ分析やランダム化比較試験が報告されており，合併症の減少が示されていたという記憶がある。80歳以上の高齢高血圧患者のみを対象としたHYVET研究[1]で，患者の死亡が降圧薬群で少ないという結果が出て，試験が途中で中止されたと記憶している。

　しかし，記憶が怪しい面もあるし，後遺症を残すような脳卒中の予防効果についても確認したい。軽症の高血圧についても新しい研究が見つかるかもしれない。そこで，その他のエビデンスも含むメタ分析を再度探してみることにして，患者には以下のように説明した。

　「寿命を延ばすというような研究はありますが，脳卒中で寝たきりになる危険に対してどの程度の効果があるのか調べてみます。1週間後にもう一度外来に来て頂いてもいいですか」

その場の1分

　患者を診察室の外へ見送ったあと，Minds[*1]で「高血圧治療ガイドライン2009」が全文閲覧可能なので読んでみる。すると「高齢者高血圧の基準と疫学研究成績」の項があり，以下のように記述されていた。

　「85歳以上の地域住民を対象とした前向き研究では，血圧値と生命予後に逆相関がみられる。Vantaa 85＋とLeiden 85-plusというまったく別の2つの集団で行われた試験において，収縮期血圧140mmHg未満の群と比較して160mmHg以上の群のほうが予後良好であった。」[2]

　驚くべきことに，収縮期血圧160mmHg以上の高血圧の超高齢者のほうが140mmHg未満の正常血圧の高齢者より予後良好だというのである。大変な研究結果である。しかしこれは観察研究の結果で，降圧薬を使った結果ではなく，先ほどの患者のように130〜160mmHgの血圧の超高齢者については特に情報がない。

　さらに，降圧薬による治療効果についての記載を探すと「高齢者高血圧の治療効果」の項目に記述があった。

　「80歳以上の高齢者での高血圧患者（平均血圧173/91mmHg）を対象としたHYVETでは，利尿薬（降圧不十分な場合ACE阻害薬を追加）を用いて150

/80mmHg未満を目指した治療の結果，脳卒中30％ならびに総死亡21％，心不全64％，心血管イベント34％の有意な減少を認めた。2年目の到達血圧は144/78mmHgであった。

　以上，高齢者においても年齢によらず積極的に降圧療法を行うことが勧められる。ただし，HYVETを含め80歳以上で140mmHg未満まで降圧することの有用性や，高齢者のⅠ度高血圧に対して降圧治療を行うことの有用性を，明確に示唆するエビデンスはなく，注意深い降圧が必要である。」[2]

　収縮期血圧が平均173mmHgの高血圧患者においては，150mmHg未満を目標に降圧することで，合併症も死亡も有意な減少を認めると記載されている。140mmHg未満での予後不良との観察研究をふまえれば，150mmHgくらいまでなら降圧してもよいということであろうか。

　このガイドラインには残念ながらメタ分析は引用されていない。それを探しにいきたいところではあるが，次の予約患者の時間となったため，ここで勉強を終了した。

＊1：Minds [http://minds.jcqhc.or.jp/n/]

その日の5分

この日の診療終了後，「その日の5分」としてDynaMed[*2]を検索してみると，80歳以上の高血圧に関して以下の記載を見つけた（図1）。

- antihypertensive treatment in patients＞80 years old may reduce risk of stroke, cardiovascular events and heart failure but not mortality (level 2 [mid-level] evidence)
  - based on systematic review limited by heterogeneity
  - systematic review of 8 randomized trials comparing hypertension medication vs. placebo/no treatment in 6,701 patients＞80 years old with hypertension
  - hypertensive drug treatment associated with reduced risk of
    ・stroke (relative risk [RR] 0.65, 95％CI 0.52-0.83) in analysis of 7 trials

Case 32　80歳過ぎの軽症高血圧でも薬を飲んだほうがいいですか？

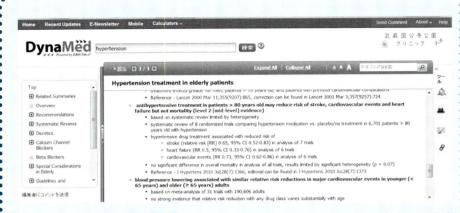

図1 ● DynaMedの検索画面 （*2より引用）

- heart failure (RR 0.5, 95% CI 0.33-0.76) in analysis of 6 trials
- cardiovascular events (RR 0.73, 95% CI 0.62-0.86) in analysis of 6 trials
  - no significant difference in overall mortality in analysis of all trials, results limited by significant heterogeneity ($p=0.07$)
  - Reference―J Hypertens 2010 Jul；28(7)：1366, editorial can be found in J Hypertens 2010 Jul；28(7)：1373

　上記の文献[3)]はメタ分析であるが，対象者の血圧レベルは不明である．その上，異質性があるメタ分析だという．脳卒中，心不全，心血管イベントについては統計学的な有意差が検出されているが，総死亡について有意な差は認められず，結果として異質性を認めるとある．

　この論文の全文を入手したいが，残念ながら無料で入手することができない．しかし，訪問研究員として登録している大学の図書館から運よく入手でき，全文を参照する．対象者の血圧を見ると，いずれも収縮期血圧160mmHg以上を対象にしており，これより軽症の高血圧患者を対象にしていないことがわかる（図2）．

　結果については，死亡と合併症の予防効果について示されている（図3）．死亡は，総死亡の減少を示しているのはHYVET2008のみで，その他の研究と食い違っている．統合したオッズ比と95％信頼区間は1.06（0.89〜1.25）という結果であった．合併症については一貫した結果が示されており，脳卒中では相対危険度は0.65（0.52〜0.83）となっている．

ここでは全文を入手できたが，結果として対象者の血圧レベルが不明であったこと以外は，DynaMedの記述のみで十分であった．

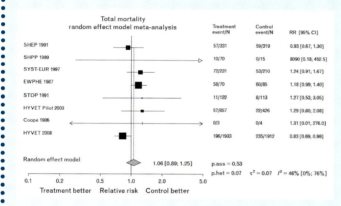

図2 ● 対象患者のまとめ （文献3より引用）

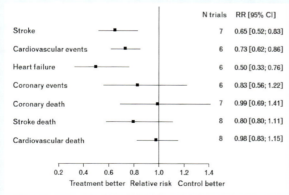

図3 ● メタ分析の結果
上：死亡について
下：合併症について （文献3より引用）

＊2：DynaMed [http://www.ebsco.co.jp/medical/dynamed/]

Case 32　80歳過ぎの軽症高血圧でも薬を飲んだほうがいいですか？　199

1週間後の外来で

患者には，「上の血圧が160mmHg以上の人についての予防効果は示されていますが，平均が150mmHgという軽症の人での効果ははっきりしていません。血圧が下がりすぎて140mmHgより下だとかえって予後が悪いという研究結果もありました。ただ，脳卒中で寝たきりということに関して言えば，上の血圧が低い人のほうがなりにくいかもしれません」と説明した。

患者は，「はっきりしないなら自分としては様子を見たいんだけど，家族が薬を飲め飲めと言うんだ。この前，先生には脳卒中で寝たきりは困るなんて言ったけど，家族にそう言われただけで，自分はもうこんな年なんだから何が起こってもおかしくないと思っている」と言う。

以上のやり取りの結果，降圧薬を投与せず次の外来予約も行わなかった。

今後の対応

収縮期血圧160mmHg未満の軽症の超高齢高血圧患者の明確なエビデンスはない。160mmHg以上の高血圧治療では，脳卒中や心不全の予防について一貫した効果は示されているものの，生死については単独のランダム化比較試験とその他のサブグループの結果で食い違いが見られた。

寿命を延ばす効果については明確ではないが，合併症を予防するという結果は，今回の「死ぬのはいいが脳卒中で寝たきりになるのは困る」というような患者の治療を積極的に行う上で，参考になるものかもしれない。

今後も軽症の超高齢高血圧患者については，今回勉強したような研究の限界を説明しながら，個別に対応していくしかない。ただ，少なくとも降圧薬を服用しなくてはいけないというような説明は避けるべきであると思われた。

勉強内容の まとめ

- 80歳を過ぎた高齢者の160mmHg以上の高血圧治療については，合併症の予防効果が示されている。
- 死亡に関しては一貫した結果が得られていない。
- 80歳以上の160mmHg未満の軽症の高血圧患者については明確なエビデンスはない。

解答　血圧の平均が160mmHg以上ならもう一度考える　④ → ①

文献

1) Beckett NS, et al: Treatment of hypertension in patients 80 years of age or older. N Engl J Med. 2008; 358(18): 1887-98.
2) 日本高血圧学会: 高血圧治療ガイドライン2009. ライフサイエンス出版, 2009, p72-73.
3) Bejan-Angoulvant T, et al: Treatment of hypertension in patients 80 years and older: the lower the better? A meta-analysis of randomized controlled trials. J Hypertens. 2010; 28(7): 1366-72.

Case 33 ジベルバラ色粃糠疹に効く治療は何でしょうか？

　15歳の男性，4，5日前に左側胸部の発疹に気づく。受診前日に発疹が全身に広がり，痒みが出現した。昨晩は「痒みのせいであまり眠れなかった」と言う。そのほかに目立った症状はなく，薬剤，健康食品，サプリメントなどの服用もない。最初の発疹は直径が5cm程度と大きめで単発であった。後から全身に広がった発疹はそれより小さめで，体幹を中心に四肢にも認められる。発疹は皮膚割線に沿って存在するように見え，個々の発疹は発赤調で表面に角化傾向がある。典型的なジベルバラ色粃糠疹と診断した。

これまでの診療での対応

　この患者への今後の対応をどうするか，今の時点での皆さんの考えを確認しておこう。

選択肢
① 皮膚科に紹介する
② 自然治癒を待つ
③ 抗ヒスタミン薬を投与する
④ 勉強してから考える

この時点での患者への説明

　ジベルバラ色粃糠疹（pityriasis rosea Gibert）は，原因不明の疾患で有効な治療法がないため，「この病気は特に治療法がありません。痒み止めでしのいで，様子を見ましょう」と説明し，診療を終了した。

その場の1分

外来が混雑してきたため，次の予約患者に30分以上の遅れが出ている。しかし，1分だけUpToDate*で「ジベルバラ色粃糠疹」の単語を打ち込み検索すると，Pityriasis roseaという項目があった。さらに，TREATMENTの項目を見ると，'Antibiotics'とあった。

しかし，これ以上外来を止めている場合ではない。診療後に続きを勉強するとして，ここでいったん中止した。

＊：UpToDate [http://www.uptodate.com/]

その日の5分

この日の診療後，UpToDateを再度読むことにした。ジベルバラ色粃糠疹に有効な抗菌薬があるかもしれない。読み進めると以下のような記述があった。

Antibiotics—Placebo controlled trials have examined the efficacy of oral erythromycin：

- A blinded, controlled trial that alternately assigned 90 patients to treatment or placebo found that erythromycin (250mg four times daily for 14 days) was effective in reducing both the duration and the severity of the disease. In this report, a complete response at six weeks of follow-up was noted in 73 percent of patients in the treatment group compared with none in the placebo group.
- A systematic review identified a small (n＝40) unpublished randomized trial of erythromycin (250mg every six hours for fourteen days), that the authors of the systematic review felt to be a good quality trial. Among the 34 evaluable patients, a higher percentage of those treated with erythromycin achieved complete cure of rash at two weeks (77 versus 6 percent). Patients treated with erythromycin also had greater improvements in itching.

プラセボ対照のランダム化比較試験[1]とシステマティックレビュー[2]があり，ランダム化比較試験では，6週後の治癒率がエリスロマイシン投与群で73%で

あったのに対し，プラセボ群では0％であったとある。劇的な治療効果である。
　システマティックレビューでは，未発表ではあるが，質の高いランダム化比較試験があり，2週後の治癒率がエリスロマイシン群で77％であったのに対し，対照群では6％で，痒みに対してもエリスロマイシン群で改善度が高かったとある。
　元論文をたどってみると，後者の全文を手に入れることができた。システマティックレビューとはいえ採用論文は1件であった。しかし，その論文には決定的なバイアスはなく，質の高い研究と評価されている。皮疹の治癒と痒みに対する効果については，いずれもエリスロマイシン群が勝っている。2週間の時点での皮疹の治癒に関して，治癒率が13倍とあり，95％信頼区間は1.91～88.64と広いが，少なく見積もっても2倍近い効果が見込めるという結果であった（図1）。
　さらにUpToDateには，エリスロマイシンのほかにアシクロビルについても以下のような記載があった。

Antiviral therapy— The proposed link between PR and human herpesvirus led to trials of antiviral therapy in patients with this

a．皮疹の治癒

Comparison: 2 Erythromycin vs Placebo
Outcome: 2 Excellent rash improvement (cure) as rated by the medical practitioner at 2 weeks

Study or subgroup	Erythromycin n/N	Placebo n/N	Risk Ratio M-H,Random,95% CI	Risk Ratio M-H,Random,95% CI
Villarama	13/17	1/17		13.00 [1.91, 88.64]

0.1 0.2 0.5 1 2 5 10
Favours placebo　Favours erythromycin

b．痒み

Comparison: 2 Erythromycin vs Placebo
Outcome: 1 Mean reduction in itch score

Study or subgroup	Erythromycin N	Mean(SD)	Placebo N	Mean(SD)	Mean Difference IV,Random,95% CI	Mean Difference IV,Random,95% CI
Villarama	17	5.71 (0.7)	17	1.76 (0.99)		3.95 [3.37, 4.53]

-10 -5 0 5 10
Favours placebo　Favours erythromycin

図1 ● システマティックレビューの結果：皮疹の治癒と痒みに対して
（文献2より引用）

disorder.
- In a randomized trial without a placebo-control arm in which the evaluators were unaware of treatment assignment, 64 patients with PR received either acyclovir 400mg five times per day for one week or no treatment. Treatment with acyclovir significantly accelerated improvement in erythema; after two weeks, the percentage of patients with a reduction in erythema was 79 percent in the acyclovir group versus 27 percent in the group that was not treated. By the fourth week, a reduction in erythema was seen in 93 versus 61 percent of patients, respectively. Scale also resolved more quickly in the acyclovir group, but the difference between the groups was no longer statistically significant at the four week time-point.

この研究もランダム化比較試験であるが，プラセボを使用していない2週後の皮疹の改善率では対照群27％に対しアシクロビル群約79％，4週後でも約61％に対し約93％と効果を認めている．しかし，エリスロマイシンの劇的な効果に比べれば，やや劣るように思われた．

この論文は全文が無料で閲覧でき，原著論文では1週後から4週後の改善率の比較表が示されていた（図2）[3]．3週目までは有意水準が0.05で統計学的な有意差が示されているが，4週目においては統計学的な有意差はないとされている．

Table 1 Percentage of patients who showed erythema reduction in lesions

Studied group	1st week	2nd week	3rd week	4th week
Acyclovir group	46.4	78.5	92.8	92.8
Follow-up group	15.4	27	34.5	61.5

図2 ● アシクロビルの効果を示した原著論文の結果

（文献3より引用）

その後の患者への対応

抗ヒスタミン薬のみを処方した患者に連絡し，保険適用外ではあるがエリスロマイ

シンという抗菌薬にジベルバラ色粃糠疹への効果が期待できることを示した研究があることを告げたところ，「痒みも続いているので使ってみたい」という返事を得たため，翌日に再診してもらい処方することにした。

今後の対応

ジベルバラ色粃糠疹に対しては，保険適用の問題はあるが，今後エリスロマイシンの投与を考慮したい。また，アシクロビルの有効性を示す研究もあったため，今後この領域での研究結果をフォローしていきたい。この先の新たな標準的な治療に，エリスロマイシン，アシクロビルが位置づけられるかもしれない。

勉強内容のまとめ

- ジベルバラ色粃糠疹に対してエリスロマイシンが有効という質の高いランダム化比較試験がある。
- 2週後の時点での治癒率がプラセボ群6％に対し，エリスロマイシン群で77％と劇的な効果を示している。
- アシクロビルが有効というランダム化比較試験も存在する。

解答　エリスロマイシンの投与が罹病期間を大幅に短縮するかもしれない
③ → ④ → その他

文献

1) Sharma PK, et al：Erythromycin in pityriasis rosea: A double-blind, placebo-controlled clinical trial. J Am Acad Dermatol. 2000；42(2 Pt 1)：241-4.
2) Chuh AA, et al：Interventions for pityriasis rosea. Cochrane Database Syst Rev. 2007；18(2)：CD005068.
3) Rassai S, et al：Low dose of acyclovir may be an effective treatment against pityriasis rosea: a random investigator-blind clinical trial on 64 patients. J Eur Acad Dermatol Venereol. 2011；25(1)：24-6.

Case 34 ワルファリン服用者のPT-INRのモニター間隔は？

72歳の女性。陳旧性脳梗塞，心房細動，高血圧，心不全で外来通院中。降圧薬，ワルファリンを服用中である。1カ月前に測定したPT-INRは2.1であり，状態は落ち着いている。そのほかに気になる症状はなく，次回の予約を1カ月後に取り診察を終了した。

この日は地域医療研修中の初期研修医が同席しており，以下のように質問してきた。「先ほどの患者さんですが，今日はPT-INRのチェックはしなくていいのですか？」

これまでの診療での対応

この研修医の質問にどう答えるか，今の時点での皆さんの考えを確認しておこう。

選択肢

① 忘れてしまったので来月は忘れないようにする
② 無視して次の患者を呼び入れる
③ 次のPT-INRのチェックは2カ月後でよいと答える
④ 一緒に勉強する

この時点での研修医への説明

ちょうど外来患者が途切れている。次の予約患者の診察開始時刻まで10分以上あるため，この10分を利用して，急遽，研修医と抄読会を開催することにした。

抄読会の進め方は，EBM型抄読会の方法に則って行う[1]。

その場の1分

まずDynaMed[*1]を検索してみる。'warfarin'の1単語で検索すると容易にVitamin K antagonist managementの項目が検索され，Frequency of monitoringの項を見つけた（図1）。そこには以下のような記述がある。

Vitamin K antagonist management
Frequency of monitoring：
American College of Chest Physicians (ACCP) 2012 recommendations
- when INR consistently stable, monitor INR at least every 12 weeks (suggested rather than every 4 weeks) (ACCP Grade 2B)
- if previously stable therapeutic INRs with single out-of-range INR ≤ 0.5 below or above therapeutic range, continuing current dose and rechecking INR within 1-2 weeks suggested (ACCP Grade 2C)

INR monitoring every 6-12 weeks and INR monitoring every 4 weeks associated with similar rates of thromboembolism and major bleeding (level 2 [mid-level] evidence)
- based on systematic review with wide confidence intervals
- meta-analysis of 3 randomized trials with 994 patients (313 patient-years) comparing longer INR monitoring intervals (6-12

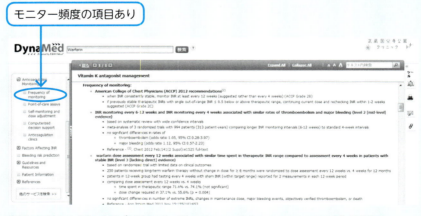

図1 ● DynaMedの'Vitamin K antagonist management'の項

（＊1より引用）

weeks) to standard 4-week intervals
- no significant differences in rates of
  - thromboembolism (odds ratio 1.05, 95%CI 0.28-3.97)
  - major bleeding (odds ratio 1.12, 95%CI 0.57-2.23)
- Reference—Chest 2012 Feb; 141 (2 Suppl): e152S full-text

warfarin dose assessment every 12 weeks associated with similar time spent in therapeutic INR range compared to assessment every 4 weeks in patients with stable INR (level 3 [lacking direct] evidence)
- based on randomized trial with limited data on clinical outcomes
- 250 patients receiving long-term warfarin therapy without change in dose for ≥ 6 months were randomized to dose assessment every 12 weeks vs. 4 weeks for 12 months
- patients in 12-week group had testing every 4 weeks with sham INR (within target range) reported for 2 measurements in each 12-week period
- comparing dose assessment every 12 weeks vs. 4 weeks
  - time spent in therapeutic range 71.6% vs. 74.1% (not significant)
  - dose change required in 37.1% vs. 55.6% ($p=0.004$)
- no significant differences in number of extreme INRs, changes in maintenance dose, major bleeding events, objectively verified thromboembolism, or death
- Reference—Ann Intern Med 2011 Nov 15; 155 (10): 653

　米国胸部疾患学会 (American College of Chest Physicians: ACCP) では，4週ごとより12週ごとでのモニタリングを推奨し，治療域を0.5以内の範囲から逸脱する場合は，同じ要領で治療を継続し1〜2週後に再検するように，とある．
　参考文献は2つあり，3つのランダム化比較試験を統合したメタ分析[2]と1つのランダム化比較試験[3]が引用されている．
　メタ分析において，血栓塞栓症と主要な出血について示されているそれぞれのオッズ比は，1.05，1.12と1の周辺で，統計学的な差はないとある．しかし，それぞれの95％信頼区間は，0.28〜3.97，0.57〜2.23と広く，

この結果から明確な結論は出せない。

さらにもう1つの論文では，治療域に入っている割合，用量変更を必要とした割合においても，ともに統計学的な差を認めなかったとある。

ここで，2つの論文が抄読会の候補となったが，1つ目の論文をPubMed[*2]でたどってみると，30ページ以上もあるガイドラインで，この時間で読むのは困難そうだ。そこで後者の原著論文を確認したところ7ページで全文が入手可能であった。この論文をその場でダウンロードし，抄読会を行うことにした。

*1：DynaMed [http://www.ebsco.co.jp/medical/dynamed/]
*2：PubMed [http://www.ncbi.nlm.nih.gov/pubmed/]

その場の5分

今回は「その日の5分」ではなく，「その場の5分」とする。診察室の中で，研修医と一緒にダウンロードした論文を読んでみる。読む時間は3分とし，公式に沿ってポイントだけを読むことにする（表1）[1]。このポイントだけを読み込むのであれば，3分あれば十分である。

読み込んだ結果のまとめを表2に示す[3]。6カ月以上安定したコントロールが得られているワルファリン服用患者を対象に，12週ごとのPT-INRモニターと4週ごとのPT-INRモニターを比較して，治療域に入っている期間の割合を一次アウトカムにしたランダム化比較試験である。またこの研究は，12週ごとのモニター群が劣っていないことを検討する非劣性試験であった。その割合は，4週ごとの群で74.1％，12週ごとの群で71.6％と，両群の割合の差で検討した際に，7.5％を超えるような差はないというのが結論である。

しかし，ここまでならDynaMed内の記載以上の情報は得られない。そこで，試験結果の表をもう少し細かく読み込んでみることにした（図2）[3]。

表1 ● 歩きながら論文を読む法：ランダム化比較試験編

1. 論文の「PECO」を読み込む
2. ランダム化かどうかをチェックする
3. 一次アウトカムの結果を読み込む

PECO：Patient（患者）
　　　 Exposure（曝露）
　　　 Comparison（比較）
　　　 Outcome（結果）

（文献1より改変）

表2 ● 論文結果のまとめ

P：少なくとも6カ月間は用量を変更していないワルファリン服用患者
E：12週ごとのPT-INRモニタリング
C：4週ごとのPT-INRモニタリング
O：治療域に入っている期間の割合

【ランダム化比較試験】
一次アウトカム
4週ごとの群：74.1%
12週ごとの群：71.6%

(文献3より引用)

Outcome	4-Week Group (n = 126)	12-Week Group* (n = 124)
Mean time in study (SD), d	349 (72)	356 (56)
Mean PT tests (SD), n	11.9 (2.5)	12.4 (2.3)
Mean time in therapeutic range (SD), %	74.1 (18.8)	71.6 (20.0)
Mean number of INRs in therapeutic range (SD)	8.4 (2.8)	8.4 (2.9)
Patients with extreme INRs, n (%)§		
INR ≥4.5	15 (11.9)	8 (6.5)
INR ≤1.5	12 (9.5)	11 (8.9)
Number of extreme INRs, n (%)		
0	99 (78.6)	107 (86.3)
1	19 (15.1)	12 (9.7)
2	6 (4.8)	4 (3.2)
3	2 (1.6)	1 (0.8)
≥1	27 (21.4)	17 (13.7)

図2 ● 元論文の結果の詳細 (文献3より引用)

　すると，意外な結果が示されていた。PT-INRが4.5以上になった割合を見ると，4週ごとのグループが11.9%であるのに対し，12週ごとのグループでは6.5%で，極端な結果が出た回数を見ると，4週ごとで21.4%，12週ごとでは13.7%と，両者とも12週ごとのほうが少ないのである。

　この部分に関するDynaMedの記述は'no significant differences in number of extreme INRs'とあるだけで，数字で示されてはいなかった。原著論文の結果を詳細に読み込んだことで初めて明らかになった。

　そこまで読み終えたところで，次の患者が来院したようである。抄読会を終了し，外来診療に戻る。

その後の研修医

　研修医は外来の10分で原著論文の要約が可能であること，なおかつそれが実際の臨床に反映されていることに驚いていた。診療の合間でなくても何か疑問があった場合

には，「その日の業務が終わったあとに原著論文までたどって読んでみたいと思うようになった」と言った。

今後の対応

安定したコントロール状態にあるワルファリン服用患者では，これまで通り3カ月ごとのPT-INRモニタリングの方針を維持することにした。それを不安に感じる患者に対しては，頻回な採血と薬の調整のしすぎにより，かえってPT-INRの結果が変動する危険性があることを説明することで納得が得られるかもしれない。

また，短時間の研修医向けの抄読会は，これからも積極的にやっていきたい。

勉強内容のまとめ

- 米国胸部疾患学会（ACCP）では，ワルファリンのモニタリング間隔について，安定した患者においては3カ月ごとを推奨している。
- メタ分析では4週ごとと12週ごとでの血栓塞栓症，主要な出血のオッズ比に差を認めていないが信頼区間は広い。
- 12週ごとのモニタリングのほうが4週ごとのモニタリングより変動が小さい可能性がある。

解答　これまでの方針を変えるようなエビデンスはない　③

文献

1) 名郷直樹：ステップアップEBM実践ワークブック．南江堂，2009，p101．
2) Holbrook A, et al：Chest. 2012；141(2 Suppl)：e152S-84S.
3) Schulman S, et al：Warfarin dose assessment every 4 weeks versus every 12 weeks in patients with stable international normalized ratios: a randomized trial. Ann Intern Med. 2011；155(10)：653-9.

Case 35 DPP-4阻害薬は第一選択薬になるか？

　64歳の女性。糖尿病で外来通院中。ここ1年のHbA1cは7.5％前後であり，メトホルミン750mg／日（分3）を内服している。2年で体重は2kgほど減少し，現在身長155cm，体重54kgである。網膜症，腎症，神経障害は認めない。心筋梗塞，脳卒中の既往や喫煙歴もない。いつも通り外来受診後，薬局で薬を受け取る際に薬剤師から以下のように質問されたという。
　「先生から，もう少しHbA1cを下げたほうがいいと言われませんか。体重も増えることなく，低血糖を起こしにくい良い薬があるんですよ」
　その話を聞いた患者は，薬を追加したほうがいいのかどうか相談しようと，再び外来を受診した。

これまでの診療での対応

　この患者への今後の対応をどうするか，今の時点での皆さんの考えを確認しておこう。

選択肢

① DPP-4阻害薬を処方する
② 薬の追加は行わない
③ DPP-4阻害薬は高価なのでメトホルミンを増やす
④ 勉強してから考える

この時点での患者への説明

　DPP-4阻害薬についての2つのランダム化比較試験がNEJM誌に発表されており，心血管イベントについてプラセボと比較して統計学的に差がなかったところまではチェックしていた。しかし，現時点で即座に回答が必要な問題ではないため，元の論文まで批判的に吟味したあとに，患者に説明することにした。患者は1週間後の外来予約をして帰宅した。

その場の1分

　2つのランダム化比較試験を検索してみる。比較的新しい研究のため教科書に引用されていない可能性があるが，UpToDate*で'DPP-4'と打ち込み検索した。Glucagon-like peptide-1-based therapies for the treatment of type 2 diabetes mellitusの項目があり，その中にDPP-4 INHIBITORSの項目が，さらにその細目にCardiovascular effectsがあり，以下のように2つの論文が引用されている[1)2)]。

　Cardiovascular effects—There are a growing number of trials evaluating the cardiovascular safety of DPP-4 inhibitors. As examples:

　In one trial, 16,492 patients with type 2 diabetes and either a history of cardiovascular disease or multiple risk factors for vascular disease were randomly assigned to saxagliptin or placebo, in addition to other diabetes medications (predominantly metformin, sulfonylurea, insulin). After a median follow-up of two years, the primary endpoint (a composite endpoint of cardiovascular death, nonfatal myocardial infarction, or nonfatal ischemic stroke) occurred in a similar proportion of patients (7.3 and 7.2 percent in the saxagliptin and placebo groups, respectively, hazard ratio [HR] 1.00, 95%CI 0.89-1.12). Significantly more patients in the saxagliptin group were hospitalized for heart failure (3.5 versus 2.8 percent, HR 1.27, 95%CI 1.07-1.51).

　In a similarly-designed trial, 5380 patients with type 2 diabetes and either an acute myocardial infarction or unstable angina requiring recent hospitalization were randomly assigned to alogliptin or placebo, in addition to other diabetes medications (predominantly metformin, sulfonylurea, insulin). After a median follow-up of 18 months, the primary end-point (a composite of death from cardiovascular causes, nonfatal myocardial infarction, or nonfatal stroke) occurred in a similar proportion of patients (11.3 and 11.8 percent in the alogliptin and placebo groups, respectively, HR 0.96, upper boundary of the one-sided CI 1.16).

いずれの論文も心血管イベントを評価したランダム化比較試験のようである。この2つの書誌情報が確認できたところで検索を終了し，外来を継続する。

＊：UpToDate [http://www.uptodate.com/]

その日の5分

「その場の1分」で確認した，2つの論文の抄録を「歩きながら論文を読む法」にて要約する（表1）[3]。①論文のPECO，②ランダム化かどうか，③一次アウトカムの結果をチェックすると，いずれもランダム化比較試験であることは抄録からも読み取れた。論文のPECOは以下のようになる。

＜文献1＞
P：心血管イベントリスクが高いか，イベントの既往がある2型糖尿病
E：サキサグリプチン投与
C：プラセボ
O：心血管死亡，心筋梗塞，脳梗塞

表1 ● 歩きながら論文を読む法
：ランダム化比較試験編

1. 論文の「PECO」を読み込む
2. ランダム化かどうかをチェックする
3. 一次アウトカムの結果を読み込む

PECO：Patient（患者）
　　　Exposure（曝露）
　　　Comparison（比較）
　　　Outcome（結果）

（文献3より改変）

表2 ● 論文結果のまとめ

一次アウトカム：心血管イベント
相対危険：1.00　95％信頼区間
　　　　　　　（0.89〜1.12）
そのほかのアウトカム：心不全
相対危険：1.27　95％信頼区間
　　　　　　　（1.07〜1.51）

<文献2>
P：急性冠症候群（ACS）か入院が必要な不安定狭心症（急性期）の2型糖尿病
E：15〜90日以内のアログリプチン投与
C：プラセボ
O：心血管死亡，非致死性心筋梗塞，非致死性脳卒中

後者は急性冠症候群（acute coronary syndrome：ACS），不安定狭心症（急性期）の糖尿病が対象であり，今回の患者には当てはまらない。最初の論文のみ読んでみる。

一次アウトカムの結果は，心血管イベントで，治療群と対照群のそれぞれのイベント率は7.3％と7.2％，相対危険は1.00，95％信頼区間は0.89〜1.12とある。

イベント率にほとんど差はない。95％信頼区間の下限で見ると，イベントを100から89に減らすかもしれない。上限で見るなら100から112に増やすかもしれない。そのように解釈できる（表2）。

さらに抄録には，心不全の入院について記載されており，サキサグリプチン群でイベントが多い。相対危険は1.27，95％信頼区間は1.07〜1.51で，少なく見積もっても100から107に心不全を増やし，さらに多く見積もれば100から151に増やすという結果である（表2）。

また急性膵炎では，サキサグリプチン群で0.3％，プラセボ群で0.2％，慢性膵炎は，それぞれ0.1％未満，0.1％とある。

DPP-4阻害薬に心血管イベントを予防するというエビデンスはないようである。網膜症，腎症については検討されておらず，血糖，HbA1cを下げるというレベルの研究しかないようである。

その後の患者への対応

患者には1週間後，以下のように説明した。

「薬剤師さんが言われた薬はDPP-4阻害薬という薬だと思うのですが，その薬について，心筋梗塞や脳卒中が予防できるという研究結果は示されていません。逆に心不全による入院が増える危険性があることが示されています。薬の値段も高く，現状では追加することはお勧めできませんがどうしますか。もし薬を追加されたいのであれば，合併症の予防効果が明らかで現在使用しているメトホルミンを増やすほうがいいと思

います」

　患者は体重が減少傾向で，メトホルミン内服を継続し，さらに減量に取り組むことを希望したため，それを受け入れ，これまで通りの処方とした。

今後の対応

　薬価が高く，心不全増加の危険性があり，合併症予防についてのエビデンスがないDPP-4阻害薬をあえて投与しなければならない糖尿病患者はいないと思われる。今後も特に投与することはない。

勉強内容のまとめ

- 追加の薬物療法としてDPP-4阻害薬を使用しても，心血管イベントを予防できるかどうかは不明である。
- DPP-4阻害薬の追加は心不全を増加させる危険がある。
- 冠動脈疾患急性期でも同様に心血管イベントの予防効果は示されていない。

解答　DPP-4阻害薬に合併症を予防するという研究結果はない
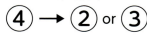

文献

1) Scirica BM, et al : Saxagliptin and cardiovascular outcomes in patients with type 2 diabetes mellitus. N Engl J Med. 2013 ; 369(14) : 1317-26.
2) White WB, et al : Alogliptin after acute coronary syndrome in patients with type 2 diabetes. N Engl J Med. 2013 ; 369(14) : 1327-35.
3) 名郷直樹：ステップアップEBM実践ワークブック．南江堂，2009, p101.

Case 36 前立腺癌検診は受けるべき？

68歳の男性。高血圧で定期的に外来通院中。血圧のコントロールは良好で安定している。診療の終わり際に，「何かほかに聞きたいことはありますか？」と聞くと，以下のように質問された。

「1年前，血液検査でできるというので，前立腺癌検診というものを受けました。精密検査が必要と言われたのですが放置してしまいました。もう一度再検査をして，値が高いようなら精密検査を受けたほうがいいのでしょうか」

患者が持参した検査データを見てみると，前立腺特異抗原（prostate specific antigen：PSA）の値が4.5ng/mL（基準値：4ng/mL未満）であった。

これまでの診療での対応

まず，今の時点での皆さんの考えを確認しておこう。

選択肢

①前立腺特異抗原（PSA）を再検査する
②再検査ではなく泌尿器科での精密検査を勧める
③放置してもよいと伝える
④勉強してから考える

この時点での患者への説明

これまでの知識として，米国予防サービスタスクフォース（U.S. Preventive Services Task Force：USPSTF）ガイドラインによると，前立腺癌検診は勧められないとされていたが，米国泌尿器科学会（American Urological Association：AUA）では，70歳未満であれば受診を勧める方針が出されていたと記憶していた。しかし，記憶にあいまいな面もあり，この場で返事をしなければならない状況ではないため，もう一度勉強し，次回の外来で再度相談に乗ることを約束して，この日の診療を終了した。

その場の1分

次の患者を呼び入れる前に，とりあえず1分間，検索してみる。DynaMed*で'prostate cancer screening'を打ち込み検索すると（図1），前立腺癌検診について以下のような記述が容易に検索される。

- effects on mortality
  - prostate cancer screening does not appear to reduce overall mortality (level 2 [mid-level] evidence)
  - conflicting evidence regarding PSA screening and reduction of prostate cancer mortality
- adverse effects appear common following prostate biopsy for elevated PSA level including blood in semen or urine, pain, and rectal bleeding

総死亡に影響を与えるような効果の可能性は低く，前立腺癌による死亡を

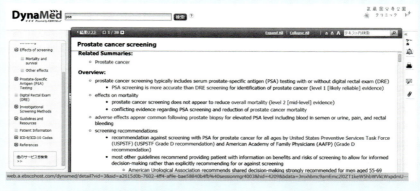

図1 ● DynaMedの検索画面　　　　　　　　　　　　　（＊より引用）

減らすかどうかについても，相反するエビデンスがあり，決着がついていないとのことである。

検診を勧めるかどうかについても，学会によって見解が異なっており，以下のように各学会の見解がまとめられていた。

○ screening recommendations
- recommendation against screening with PSA for prostate cancer for all ages by United States Preventive Services Task Force (USPSTF) (USPSTF Grade D recommendation) and American Academy of Family Physicians (AAFP) (Grade D recommendation)
- most other guidelines recommend providing patient with information on benefits and risks of screening to allow for informed decision-making rather than explicitly recommending for or against screening
  - American Urological Association recommends shared decision-making strongly recommended for men aged 55-69 years that are considering PSA screening, and proceeding should be based on a man's values and preferences

(中略)

  - American College of Physicians recommendations include
    - clinicians should inform men aged 50-69 years about limited potential benefits and substantial harms of screening for prostate cancer
    - clinicians should not screen for prostate cancer using the PSA test in average-risk men＜50 years old, men＞69 years old, or men with a life expectancy＜10-15 years

USPSTFガイドラインと米国家庭医療学会（American Academy of Family Pysicians：AAFP）では，年齢にかかわらず，検診をすべきではないとしている。それに対しAUAは，55～69歳の男性においては，リスクベネフィットを説明した上で，患者の価値観や希望を考慮して検診を勧めるとしている。米国内科学会（American College of Physicians：ACP）では，50歳未満や70歳以上，あるいは平均余命が10～15年未満の男性では，検診をすべきでな

いとしている。

　このように，前立腺癌検診で前立腺癌死亡率が減るかどうかは現在明確でなく，各学会による勧告もそれぞれ異なっていることがわかった。

＊：DynaMed [http://www.ebsco.co.jp/medical/dynamed/]

その日の5分

　この日の外来終了後，もととなる論文をたどり読んでみることにした。DynaMedを再度検索し，'effect of screening'を参照すると，2つのメタ分析が引用されており，最新のものは2013年のコクランレビューであった[1]。その要約が以下のように記載されている。

- systematic review of 5 randomized trials comparing prostate cancer screening vs. no screening in 341,342 men with no prior history of prostate cancer
- no significant difference in prostate cancer mortality (risk ratio 1, 95% CI 0.86-1.17) in analysis of 5 trials with 341,342 men
- no significant difference in all-cause mortality (risk ratio 1, 95% CI 0.96-1.03) in analysis of 4 trials with 294,856 men
- screening associated with increase in prostate cancer diagnosis (risk ratio 1.3, 95% CI 1.02-1.65) in analysis of 4 trials with 294,856 men
- Reference － Cochrane Database Syst Rev 2013 Jan 31；(1)：CD004720

　この論文は購入しないと読むことはできないが，出身大学の電子図書館のサービスで全文を手に入れることができたので読んでみる。ここでも「歩きながら論文を読む法」のメタ分析編を利用し，まず表1[2]にある項目のみ読んで

表1 ● 歩きながら論文を読む法：メタ分析編

1. 論文の「PECO」を読み込む
2. ランダム化比較試験のメタ分析か
3. 一次アウトカムの結果を読み込む

PECO：Patient（患者）
　　　 Exposure（曝露）
　　　 Comparison（比較）
　　　 Outcome（結果）

（文献2より改変）

いく。論文のPECOは下記となる。

P：45〜80歳の男性
E：PSAによる前立腺癌スクリーニング
C：スクリーニングなし
O：前立腺癌死亡，総死亡

　5つのランダム化比較試験を統合したメタ分析であり，PECOは明確である。前立腺癌死亡の結果は，相対危険が1.00で95％信頼区間は0.86〜1.17とある。年齢別のサブグループ分析の結果が示されており，いずれの年齢区分においても前立腺癌死亡の有意な減少は示されておらず，55歳以上では有意ではないが，相対危険が1.12とむしろ検診群で高い傾向にあった（図2）[1]。

　ただ，50歳以上を対象にしたERSPC（European Randomized Study of Screening for Prostate Cancer）という試験では，相対危険が0.84（95％信頼区間は0.73〜0.95）と，単独の研究であるが有意な前立腺癌死亡の減少を示していることがわかる。総死亡についても同様であり，相対危険が1.00，95％信頼区間は0.96〜1.03で，年齢別で結果の違いは認められていない。

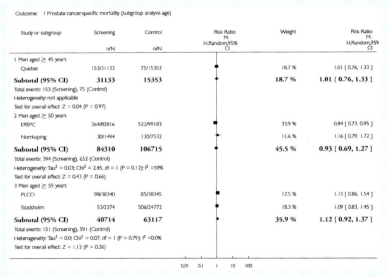

図2 ● メタ分析のブロボグラム（年齢ごとのサブグループ分析）

（文献1より引用）

その後の患者への対応

　患者には1週間後の外来で以下のように説明した。

「一部の研究では検診により前立腺癌の死亡を減らすという結果が示されていましたが，多くの研究を総合すると前立腺癌の検診を受けるグループと受けないグループで前立腺癌の死亡率にほとんど違いがないことが示されています。学会によっては検診をすべきでないという意見もあり，特に70歳以上については検診すべきでないというのが多くの学会の見解のようです。見せて頂いた検査結果もほとんど正常に近い値ですし，このまま放置しても悪くないと思います。また，もう一度血液の検査だけ行って，値が増えていないかどうか見てみるのもいいと思います」

　それに対して，患者は再検査を希望した。数日後判明した結果は3.3ng/mLと正常で，このまま経過を見ることにし，今後PSAの測定はしない方針を確認した。

今後の対応

　前立腺癌検診について質問された場合は，検診により前立腺癌死亡が減るかどうかは示されていないことを説明し，積極的に検診を勧めることはしない。特に70歳以上では，むしろ受けないことを勧める。

　ただ，70歳未満の希望者については，十分に情報を提供した上での測定を考慮する。

勉強内容のまとめ

- PSAによる前立腺癌検診は，単独の研究で前立腺癌死亡の減少が示されているが，最新のメタ分析でその効果は示されていない。
- 各学会の見解は統一されていないが，積極的に勧める学会はなく，勧めるべきでないという学会が複数ある。

解答　放置しても悪くない　④ → ③

文献

1) Ilic D, et al : Screening for prostate cancer. Cochrane Database Syst Rev. 2013 ; 1 : CD004720.
2) 名郷直樹 : ステップアップEBM実践ワークブック. 南江堂, 2009, p148.

Case 37 乳癌検診は受けるべき？

36歳の女性。インフルエンザワクチン接種のために受診した。そのときに「何かほかに聞きたいことはないですか？」と尋ねると，乳癌検診を受けたほうがよいのか迷っていると言う。同僚の30歳代の女性が乳癌で亡くなり，検診を受けようと思ったのだが，マンモグラフィーでの放射線被曝の恐れや，さらに40歳以上でなければ受けるべきでないという意見も周囲から聞いたため，どうすればよいか迷っているとのことであった。

喫煙，肥満は認められず，乳癌の家族歴もない。経口避妊薬使用の経験もない。初経は15歳で，特に乳癌のリスクが高いというわけではない。

これまでの診療での対応

この患者への今後の対応をどうするか，今の時点での皆さんの考えを確認しておこう。

選択肢
① すぐに検診を受けたほうがよいです
② 40歳になってからでも遅くありません
③ 受ける必要はありません
④ 勉強してから考える

筆者自身の勉強以前の対応

これまでの知識では，米国予防サービスタスクフォース（U.S.Preventive Services Task Force：USPSTF）ガイドラインのマンモグラフィーによる乳癌検診の評価を参考にし，50歳以上には検診を勧めるが，40歳代は明確なエビデンスがなく，30歳代については研究がないと理解していた[1]。

日本の「乳がん検診ガイドライン」によると40歳以上では検診を勧めるとなっているが，30歳代についての記載はなかったと記憶している。

その場の1分

まず，国立がん研究センターが提供する「がん情報サービス」[2]を参照し，患者に「がんセンターのページをこれから紹介します」と告げ，そのページを見ながら患者に説明する（図1）。

マンモグラフィーによる乳癌検診について，50歳以上では十分な根拠があり，40歳以上でも相応のエビデンスがあると書かれている。視触診単独による検診については，効果がないとする相応のエビデンスがあるとされている。

この指針に基づけば，特に乳癌の危険性が高くはない一般の女性であれば，40歳を過ぎてから検診を受ければよいのではないかということになる。この記載に基づき，患者には以下のように説明した。

「一般的には40歳以上での検診が勧められています。血のつながった人に乳癌が多いなど乳癌の危険性が高い要素があれば，30歳代でも受けることを考慮してもよいかもしれません。ただ，がん検診には，心配されている被曝の危険やそのほかにもいろいろな問題があります。そのあたりを調べてみますので，次回もう一度相談させて下さい」

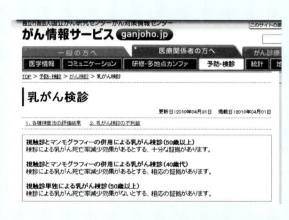

図1 ● 国立がん研究センターが提供するがん情報サービス（乳癌検診）

（文献2より引用）

Case 37 乳癌検診は受けるべき？

その日の5分

この日の外来終了後，DynaMed*を参照してみた。マンモグラフィーによる検診の効果について，Mammography for breast cancer screeningのefficacyの項に以下のように記載されていた。

Systematic reviews：
- mammography screening may reduce breast cancer mortality in women aged 39-69 years (level 2 [mid-level] evidence)
  - based on systematic review of moderate quality trials
  - systematic review conducted for United States Preventive Services Task Force (USPSTF)
  - systematic review of 8 randomized trials comparing mammography screening vs. no screening in women ≧39 years old followed for 11-20 years
  - number needed to invite for screening to prevent 1 breast cancer death (NNS) is based on studies with different durations of screening, numbers of screening rounds (2-9) and durations of follow-up (11-20 years)
  - mammography screening associated with decreased risk of breast cancer mortality in women aged
  - 39-49 years (risk ratio 0.85, 95% CI 0.75-0.96, NNS 1,904) in analysis of 8 trials
  - 50-59 years (risk ratio 0.86, 95% CI 0.75-0.99, NNS 1,339) in analysis of 6 trials
  - 60-69 years (risk ratio 0.68, 95% CI 0.54-0.87, NNS 377) in analysis of 2 trials

今日は外来が早く終了して時間があるので，5分にとどまらず，さらにDynaMedに引用されていたランダム化比較試験のシステマティックレビュー[3]，Facebook上で情報を得た乳癌検診についての最新のランダム化比較試験[4]，以前ジャーナルレビューでチェックしておいた乳癌検診の過剰診断を取り扱った論文[5]を読んでみることにした。

システマティックレビューの論文のPECOは以下の通りである。

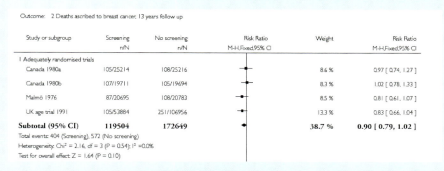

図2 ● システマティックレビューの結果　　　　　　　　（文献3より引用）

Patient（患者）：39〜74歳の女性

Exposure（曝露）：マンモグラフィーによる乳癌スクリーニング

Comparison（比較）：スクリーニングなし

Outcome（結果）：乳癌死亡，総死亡

　結果は，質の高い4つのランダム化比較試験をまとめた検討では，相対危険が0.90とやや乳癌死亡が減少する傾向にあるが，95%信頼区間は0.79〜1.02とある．効果を最大に見積もれば乳癌死亡を100から79に減少させる可能性もあるが，統計学的な有意差はないという結果である（図2）．

　さらに最新の論文では，40〜59歳の女性を対象にしており，相対危険は1.05，95%信頼区間は0.85〜1.30と，乳癌死亡は検診群でやや高く，両群に統計学的な差はないという結果であった．グラフを参照しても両群はほぼ重なって見える（図3）．

　さらに過剰診断を指摘した論文では，早期乳癌が2.5倍に増加しているにもかかわらず，進行癌がほとんど減少していない事実を示しており，検診発見乳癌の30%が過剰診断であると推計していた．

＊：DynaMed
[http://www.ebsco.co.jp/medical/dynamed/]

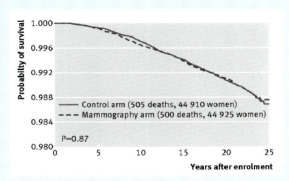

図3 ● 最新のランダム化比較試験の結果のグラフ
　　　　　　　　　　　　　　　　（文献4より引用）

その後の患者への対応

患者には1週間後の外来で以下のように説明した。

「最近の研究によると，40歳以上でもマンモグラフィーによる乳癌死亡の減少効果は認められていません。ほかの質の高い研究に限ってもその効果は不明確です。過剰診断が30％に上るという報告もあり，被曝の心配をしながら検診を受けるほうが，デメリットが大きいかもしれません。少なくとも慌てて検診を受ける必要はないと思います」

今後の対応

40歳未満の検診希望者については，無差別に検診を勧めるべきではない。少なくとも乳癌のハイリスク患者に限って勧めるべきである。

40歳以上の一般的な乳癌リスクの女性においても，マンモグラフィーによる乳癌検診が乳癌死亡を減少させるかどうかは不明で，がんと診断されても数十パーセントで過剰診断があることも十分説明しなければならない。そのようなデメリットを説明した上で，早期発見のメリットをどう考えるか患者と相談する必要がある。

勉強内容のまとめ

- 40歳未満を対象にしたマンモグラフィーによる検診の効果を検討した研究はない。
- 最近の研究では，40歳以上の検診でも乳癌死亡に関して効果が認められないという結果であった。
- 検診発見乳癌のうち数十パーセントが過剰診断であるという論文がある。

解答　乳癌は早期発見にこだわらなくてもよいかもしれない　④ → ③

文献

1) U.S.Preventive Services Task Force：Breast Cancer：Screening：Recommendation Summary［http://www.uspreventiveservicestaskforce.org/uspstf14/breastcancer/breastcancerfact.pdf］
2) 国立がん研究センターがん対策情報センター：乳がん検診［http://ganjoho.jp/professional/pre_scr/screening/screening_breast.html］
3) Gøtzsche PC, et al：Screening for breast cancer with mammography. Cochrane Database Syst Rev. 2013；6：CD001877.
4) Miller AB, et al：Twenty five year follow-up for breast cancer incidence and mortality of the Canadian National Breast Screening Study：randomised screening trial. BMJ. 2014；348：g366.
5) Bleyer A, et al：Effect of three decades of screening mammography on breast-cancer incidence. N Engl J Med. 2012；367(21)：1998-2005.

Case 38 ポリープが見つかると毎年大腸内視鏡検査が必要なのでしょうか？

　56歳の男性。大腸癌の家族歴や便通異常はないが，市の検診で便潜血陽性であり，大腸内視鏡検査を行うため消化器内科医に紹介した。検査を行ったところ，S状結腸に7mmのポリープが見つかり切除した。検査を行った医師からは，切除した組織標本の病理診断では悪性の所見はなく，このまま放置してもかまわないが，年に1度の内視鏡検査をするよう勧められた。

　その検査結果を持って再度来院した患者は，以下のように質問した。
「大量の下剤を飲む前処置が大変だったこともあり，これを毎年やらなければいけないと言われても，とてもやる気がしません。大腸癌はポリープががん化してできると聞いたので心配ですが，本当に毎年検査をする必要があるのでしょうか」

これまでの診療での対応

　この患者への今後の対応をどうするか，今の時点での皆さんの考えを確認しておこう。

選択肢
① 専門医の指示通り毎年検査を受けて下さい
② 5年後でいいと思います
③ 10年後くらいでいいと思います
④ 勉強してから考える

その場の1分

　米国の主要学会が合同で行っている，'Choosing Wisely'と銘打った，過剰な医療を制限し，必要な医療を賢く選ぼうというプロジェクトが進行している．その中に大腸内視鏡の検査間隔についての見解が記載されているのを思い出し，まずそれを確認することにした．患者にもそのことを告げ，患者の目の前で検索してみる．

　Googleで'choosing wisely'と検索すると，最上段に該当のページが検索される．これをクリックすると'Choosing Wisely'のホームページに容易にたどり着ける[1]．そこで'Things Physicians and Patients Should Question'をクリックすると，学会ごとのリストが表示される．

　米国消化器病学会（American Gastroenterological Association：AGA）のリストにたどり着き（図1），その中の3つ目に，大腸内視鏡の検査間隔について以下のように記載があった．

　Do not repeat colonoscopy for at least five years for patients who have one or two small（＜1cm）adenomatous polyps, without high-grade dysplasia, completely removed via a high-quality colonoscopy.

　The timing of a follow-up surveillance colonoscopy should be determined based on the results of a previous high-quality colonoscopy. Evidence-based (published) guidelines provide recommendations that patients with one or two small tubular adenomas with low grade

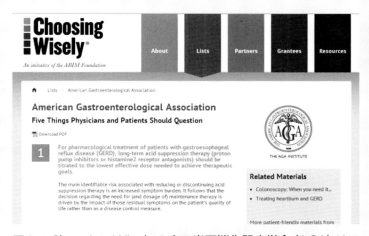

図1 ● Choosing Wiselyの中の米国消化器病学会（AGA）リストの画面
（文献1より引用）

dysplasia have surveillance colonoscopy five to 10 years after initial polypectomy. "The precise timing within this interval should be based on other clinical factors (such as prior colonoscopy findings, family history, and the preferences of the patient and judgment of the physician)."

　1cm未満の高度異型のない1，2個のポリープは，完全に切除されていれば，その後の5年間は検査をすべきでないとある．次の検査は5〜10年後に行えばよいが，内視鏡所見，癌の家族歴，患者の価値観を考慮し，個別に判断すればよいということのようである．

その後の診療

　とりあえず，患者には以下のように説明した．
　「進行の早いポリープが個別にあることや，ポリープを経ずに最初からがんとして見つかることもありますから『年に1度』という説明になったのでしょう．ただ，AGAでは『悪性度の低い一般的なポリープを切除した後であれば，次の検査は5〜10年後でよい』と言っていて，『5年以内の再検査はすべきでない』とも言っています．医療費に厳しい米国なので，患者の癌が増えても，医療費が減るほうがいいというような考え方が影響している可能性もありますが，毎年というのは少し厳しすぎるかもしれません．5年以上は検査をしなくても大丈夫と記載されていた元の論文をもう少し調べてみますから，1週間後にまたいらして下さい」

その日の5分

　その日の診療後，先の記載の元となるAGAのガイドラインを参照してみることにした．AGAのホームページを開き，ホームページ内の検索ボックスに'colonoscopy guideline'と打ち込むと，最上段に該当のガイドラインが検索され[2]，ガイドライン全文が閲覧できる（図2）．
　目次を参照すると，Baseline examination：1-2 tubular adenomas＜10mmという部分があり，検査間隔が「5〜10年後の再検査」と簡潔にまとめられていた（図3）．
　それに続いて，以下のように，背景と前回発行された2006年のガイドライ

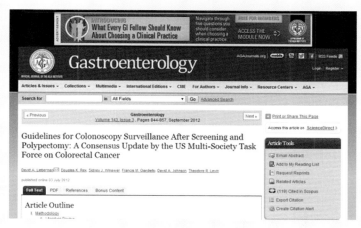

図2 ● AGA ガイドラインの画面

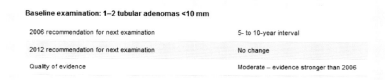

図3 ● AGA ガイドラインの該当部分

ン以降のエビデンスがまとめられている。

Background

Prior evidence suggested that patients with LRAs had a lower risk of developing advanced adenomas during follow-up compared with patients with HRAs. An independent meta-analysis and systematic review in 2006 confirmed the findings of the MSTF. At that time, the consensus on the task force was that "observations of cohort studies supports an interval of at least 5 years in this low-risk group ; however we reasoned that based on the data from Atkin et al… that a 10 year interval, similar to that used in the average-risk population, also would be acceptable."

LRAsはlow-risk adenomas，HRAsはhigh-risk adenomasである。2006年のガイドラインでは，コホート研究のメタ分析，システマティックレビューは，少なくとも5年後の検査を支持する結果であった．別の研究では，平均的

なリスクの患者では10年後の検査でも同様だとしている。

またRecommendationの部分には以下のように記載されている。

Recommendation

Data published since 2006 endorse the assessment that patients with 1-2 tubular adenomas with low-grade dysplasia＜10mm represent a low-risk group. Three new studies suggest that this group may have only a small, nonsignificant increase in risk of advanced neoplasia within 5 years compared with individuals with no baseline neoplasia.

The evidence supports a surveillance interval of longer than 5 years for most patients. We recognize that quality of the bowel preparation may result in a less than optimal examination in some portions of the colon. In a recent report, when the bowel preparation was inadequate, the miss rates for adenoma and advanced adenoma at 1 year were 35% and 36%, respectively. Factors associated with finding an adenoma on subsequent examination included lack of cecal intubation (OR, 3.62 ; 95%CI, 2.50-5.24) and finding a polyp at the baseline examination (OR, 1.55 ; 95%CI, 1.17-2.07). In these circumstances, a 5-year interval might still be prudent.

低リスクとされる10mm未満のポリープでも，ポリープのない人と比較すれば，5年以内の大腸癌のリスクに，統計学的には有意でないものの増加の傾向が認められるとある。

また，大腸の前処置の質が保たれていれば，5年以上の間隔でもかまわないが，前処置が不十分な場合は見逃しの危険性が高くなり，1年後に3割以上の患者に腺腫が見つかるという報告がある。

さらに，その後の検査で腺腫が見つかることに関連する因子として，内視鏡が盲腸まで到達していない（その後に見つかる可能性が3.62倍），最初の検査でポリープが見つかっている（同1.55倍），と書かれている。

前処置が十分で，最初のポリープを完全に切除できたのであれば5～10年の検査間隔でかまわないということのようである。

その後の経過

1週間後の外来では前回に付け加えて以下のように説明した。

「最初の検査で，腸が十分きれいになっている状況で，ポリープが完全に取り切れているということであれば，5年以上間隔をあけて次の検査というのが，米国の標準的な考え方のようです。血縁のある家族に大腸癌が多いとかポリープが多いということでもないので，次の検査は5年後でもいいような気がします」

勉強内容のまとめ

 AGAは10mm未満の1，2個のポリープを切除した後なら，5年以内の検査はすべきでないとしている。

 AGAのガイドラインでは，前処置が十分で切除が完全であれば，その後の検査間隔は5年以上あけるように勧めている。

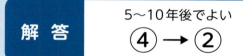

解答：5〜10年後でよい　④ → ②

文献

1) Choosing Wisely〔http://www.choosingwisely.org〕
2) Lieberman DA, et al：Guidelines for colonoscopy surveillance after screening and polypectomy：a consensus update by the US Multi-Society Task Force on Colorectal Cancer. Gastroenterology. 2012；143(3)：844-57.

Case 39 Brugada症候群の心電図を見たらどうする？

43歳の男性。職場における春の健康診断のため来院した。小児喘息と花粉症の既往があり，喫煙歴はない。冬ごろから疲労時などに前胸部の違和感程度の痛み（1時間程度）が週に数回あるとのことだが，左肋軟骨付近に軽度の圧痛を認め，胸壁由来の痛みを疑って経過観察とした。血液検査などの結果が出てから改めて健康診断書送付予定としたが，後日，同僚医師と心電図を確認したところ，V_2誘導でsaddle-back型のST上昇を認めることに気づき，Brugada症候群を疑った。

これまでの診療での対応

この患者の健診結果にどう対応するか，今の時点での皆さんの考えを確認しておこう。

選択肢

① 「軽度のST上昇」とのみ記載して経過観察とする
② Brugada症候群が疑われるので，循環器内科を紹介する
③ 突然死のリスクを確認し，高リスクならば循環器内科を紹介する
④ 勉強してから考える

筆者自身の勉強以前の対応

Brugada症候群患者に出会ったことはなく，突然死のリスクがあるという程度の知識だった。そこで，夜間の外来が始まるまでの合間に勉強してみることにした。

その場の1分

まずはBrugada症候群の心電図所見を確認する。UpToDate*1で'Brugada syndrome'と検索すると，心電図所見を説明した図が記載されていた（図1）。V_1-V_2誘導で2mm以上のST上昇を認め，ST部分が上に凸の1型（coved型，図1A）と下に凸の非1型（saddle-back型，図1B）があるとのことだった。今回の患者の心電図は非1型である。次に，UpToDateの該当箇所のSUMMARY AND RECOMMENDATIONSで予後因子と治療の概略を確認する。

- The most important prognostic risk factor for patients with the Brugada ECG pattern or Brugada syndrome appears to be a history of ventricular tachyarrhythmias leading to SCA or syncope. Other less powerful predictors of future events may include atrial fibrillation, male gender, and a family history of SCA.
- Treatment for patients diagnosed with the Brugada syndrome is primarily focused around termination of any ventricular arrhythmias with an implantable cardioverter-defibrillator (ICD).
- For patients with the Brugada syndrome who have survived sudden cardiac arrest or those with a history of syncope which is felt to be due to ventricular tachyarrhythmias, we recommend implantation

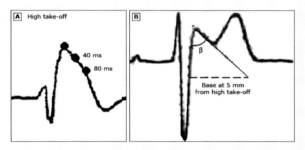

図1 ● UpToDateのBrugada症候群の心電図所見

（*1より引用）

of an ICD rather than antiarrhythmic drug therapy.

（中略）

・For patients with the Brugada ECG pattern who are otherwise asymptomatic and have none of the criteria which would suggest Brugada syndrome (ie, family history of sudden cardiac death or type 1 Brugada ECG pattern), we recommend no treatment.

　Brugada症候群では，突然の心停止や失神の既往が最も重要な予後因子であり，植え込み型除細動器(ICD)の適応となるが，無症状で突然死の家族歴がない，あるいは1型ではない場合，ICDは推奨されないとの記載がある。

＊1：UpToDate [http://www.uptodate.com/]

その後の診療

　健診結果は郵送する流れとなっていたため，同僚医師と相談の上，失神の既往や突然死の家族歴がある場合は再診するように健康診断書に記載して郵送した。

その日の5分

　UpToDateの参考文献で日本人を対象とした観察研究[1]を見つけたので，その日の帰宅前に読んでみることにした。健診を受診した50歳未満の一般成人4,788人を41年間にわたって追跡したコホート研究である。

　32人にBrugada型心電図(1型，非1型)を認め，有病率は1万人あたり146.2人，罹患率は1万人年あたり14.2人で，男性は女性の9倍高く，心電図異常指摘の平均年齢は45歳とある。おおよそ500〜1,000人に1人の有所見率であり，決して稀な所見ではない。

　突然死については，Brugada型心電図有所見者(7人/32人)では，対照群(20人/4,756人)より多く，中でも失神の既往を認める場合に頻度が高いとの記載であった(図2)[1]。しかし，この研究では突然死の家族歴については検討されていない。

　さらに「今日の臨床サポート」＊2でBrugada症候群を検索すると，「日本人のBrugada症候群発端者では，VF・心肺停止既往に加えて，45歳未満の突然死の家族歴，後下壁誘導心電図の早期再分極がVF発生の予後予測因子で

Table 3. Clinical Characteristics and Electrocardiographic Variables of Subjects With a Brugada-Type Electrocardiogram: Comparison Between the Unexpected Death Group and the "Other" Group

	Unexpected Death Group (n = 7)	"Other" Group* (n = 25)	p Value
Gender (male/female)	6/1	21/4	0.91
Age at entry (yrs)	30.2 ± 7.0	32.9 ± 7.5	0.31
Age at diagnosis† (yrs)	37.5 ± 9.3	47.3 ± 10.0	0.06
Syncope (presence/absence)	3/4	1/24	0.02
Courses of ST segment elevation (persistent/intermittent)‡	1/5	2/20	0.61
Heart rate (beats/min)	58.3 ± 4.8	62.7 ± 7.4	0.14
Magnitude of ST segment elevation (mV)			
Lead V_1	0.14 ± 0.05	0.15 ± 0.05	0.94
Lead V_2	0.21 ± 0.07	0.23 ± 0.11	0.74
QRS width (s)	0.10 ± 0.01	0.09 ± 0.01	0.09
Corrected QT interval ($s^{1/2}$)	0.42 ± 0.02	0.41 ± 0.03	0.66

図2 ● 突然死の転帰と臨床的特徴　　　　　　　　　（文献1より引用）

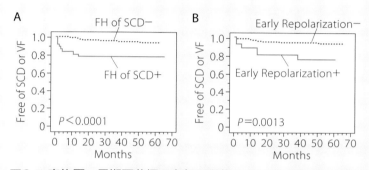

図3 ● 家族歴，早期再分極の有無と予後　　　　　　（文献2より改変）

ある」との記載があった．

　ざっと元論文[2]を読んでみると，日本人のBrugada型心電図有所見者330人（うち207人が無症状，1型245人，非1型85人）を追跡（平均48.7カ月）したコホート研究で，1型と非1型で予後の差は認めなかった．

　致死的不整脈イベント発症率は1型と非1型で，心室細動（VF）既往群で10.2％/10.6％，失神既往群で0.6％/1.2％，無症状群で0.5％/0％である．

　多変量解析（VFの既往，突然死の家族歴，早期再分極，心房細動で調整）では，45歳未満の突然死の家族歴はハザード比3.28（95％信頼区間1.42〜7.60），早期再分極はハザード比2.66（95％信頼区間1.06〜6.71）とリスクの上昇を認めるが（図3），単変量解析では，持続性の1型心電図異常はハザード比2.31（95％信頼区間0.67〜7.94），電気生理学的検査によるVF誘発はハザード比1.58（95％信頼区間0.60〜4.11）と，リスクの上昇傾向を認めるものの有意差はないとの結果であった[2]．

　また，UpToDateや「今日の臨床サポート」に引用されていた欧州4カ国の

1型Brugada型心電図有所見者1,029人の予後を検討したコホート研究[3]にも当たってみた。

　中央値31.9カ月の追跡で年平均イベント発症率は，心停止既往群で7.7％，失神既往群で1.9％，無症状群で0.5％である。多変量解析（性別，年齢，症状の種類，1型心電図異常，電気生理学的検査でのVF誘発，ICD植え込みの既往で調整）で，心停止の既往はハザード比11.0（95％信頼区間4.8～24.3），失神の既往はハザード比3.4（95％信頼区間1.6～7.4）であった。

　持続性の1型心電図異常はハザード比1.8（95％信頼区間1.03～3.33）と不整脈イベントのリスク上昇を認めるが，突然死の家族歴はリスクの上昇を認めなかった（家族歴ありでイベント発症率1.29％，なしで1.7％）。電気生理学的検査でのVF誘発は単変量解析でハザード比1.9（95％信頼区間0.9～3.9）とリスクの上昇傾向を認めるものの，多変量解析では有意差はない（$P=0.48$）との結果であった。

＊2：今日の臨床サポート [http://clinicalsup.jp/]

勉強内容のまとめ

- 心停止や失神の既往のあるBrugada症候群では突然死のリスクが高く，ICDの適応となる。
- 日本人では，45歳未満の突然死の家族歴や早期再分極もリスク因子であるという報告がある。
- Brugada型心電図有所見者は約500～1,000人に1人と稀ではなく，心停止や失神の既往および突然死の家族歴，早期再分極がない場合の予後は比較的良好である。

解答　心停止や失神の既往，突然死の家族歴，早期再分極の有無を確認し，高リスクならば循環器内科を紹介する

① or ④ → ③

文献

1) Matsuo K, et al: The prevalence, incidence and prognostic value of the Brugada-type electrocardiogram: a population-based study of four decades. J Am Coll Cardiol. 2001;38(3):765-70.
2) Kamakura S, et al: Long-term prognosis of probands with Brugada-pattern ST-elevation in leads V1-V3. Circ Arrhythm Electrophysiol. 2009;2(5):495-503.
3) Probst V, et al: Long-term prognosis of patients diagnosed with Brugada syndrome: Results from the FINGER Brugada Syndrome Registry. Circulation. 2010;121(5):635-43.

Case 40 喘息の診断にスパイロメトリーは必要ですか？

28歳の男性。1カ月前から続く咳を主訴に来院した。2〜3週間前に軽度の咽頭痛があり、1〜2週間前から咳の増悪を認め、花粉症による咳だと思ってアレグラ®を内服していたが改善しない。軽度の鼻汁、鼻閉があるが、後鼻漏はなく、痰、発熱、寝汗、胸焼けもない。喘息の既往があるが、小学校中学年以降はっきりした発作はない。胸部聴診、胸部X線では異常を認めず、咳は夜間、朝方が中心であることから喘息を疑った。

これまでの診療での対応

この患者への今後の対応をどうするか、今の時点での皆さんの考えを確認しておこう。

選択肢
① 吸入ステロイド・長時間作用型β刺激薬配合剤を処方する
② 鎮咳薬を処方して経過観察とする
③ スパイロメトリーを実施する
④ 勉強してから考える

筆者自身の勉強以前の対応

胸部X線や、誘発痰の採取を試みて時間を取られてしまったため、スパイロメトリーは省略し、吸入ステロイド・長時間作用型β刺激薬配合剤を処方して再診予定とした。

後日，同僚医師との症例レビューの際に，「スパイロメトリーを行わずに喘息と診断してはいけない」[1]と「Choosing Wisely（☞p231）」にあると指摘を受けた。

その場の1分

「その場の1分」が「その後の1分」になってしまったが，まず喘息の診断についてDynaMed[*1]で確認する。Asthma in adults and adolescentsのDiagnosisの項に，下記のようにある。

- diagnosis based on history, physical and spirometry（中略）
- spirometry showing obstructive pattern and evidence of reversibility
  - performed before and after bronchodilation
  - significant reversibility defined as increase ≧10％of predicted forced expiratory volume in 1 second (FEV_1) or combination of increase in FEV_1 > 200mL and ≧12％from baseline after inhalation of short-acting bronchodilator

病歴と身体所見から喘息を疑ったら，気管支拡張薬の吸入前後にスパイロメトリーを実施して可逆性の気道閉塞を証明すべき，と記載されている。

さらに咳喘息については下記のようにある。

- diagnosis of cough variant asthma
  - definitive diagnosis requires resolution of cough with specific asthma medication
  - negative methacholine inhalation challenge excludes asthma from differential diagnosis of chronic cough

確定診断には喘息治療薬による咳の軽快が必要で，メタコリン誘発試験が陰性で気道過敏性が否定されれば喘息は除外できるとあった。

*1：DynaMed [http://www.ebsco.co.jp/medical/dynamed/]

その日の5分

喘息の診断にはスパイロメトリーが必要とのことだが，実施しない場合の臨床診断はどの程度正確なのか，調べてみることにした。

UpToDate[*2]の，Diagnosis of asthma in adolescents and adultsの項の参考文献を見ると，医師に喘息と診断された540人（16歳以上）のうち，肥満患者の31.8％（95％信頼区間26.3〜37.9），非肥満患者の28.7％（95

％信頼区間23.5〜34.6）で喘息が除外され，さらに，喘息治療薬を中止した患者の65.5％は3カ月間増悪を認めなかったというカナダの縦断研究[2]が記載されていた。

次に，DynaMedに記載されていた米国のガイドライン[3]を読んでみる。スパイロメトリーの項を見ると，呼吸困難の精査でスパイロメトリーを実施した患者（18歳以上）の肺機能を医師が予測し，スパイロメトリーの所見と比較した横断研究[4]が記載されていた。拘束性障害，閉塞性障害，正常の3群のどの群に属するかを予測した場合，112人中81人（72％）がスパイロメトリーの所見と一致した。しかし，閉塞性障害を示した64人で可逆性を予測した場合，医師の予測がスパイロメトリーの所見と一致したのは36人（56％）のみであり，閉塞性障害の有無については臨床診断である程度予測可能だが，可逆性の予測は困難という結果であった。

それでは，スパイロメトリーによる診断についてはどうなのだろうか。PubMedのClinical Queries[*3]を使って'asthma spirometry'で検索すると，Category：Diagnosis，Scope：Narrowの設定で159件が該当した。その中に'Diagnostic accuracy of spirometry in primary care'という論文[5]を見つけたので読んでみる。

喘息または慢性閉塞性肺疾患（chronic obstructive pulmonary disease：COPD）を疑わせる症状で家庭医を初めて受診した219人の成人患者を対象に，喘息に対するスパイロメトリーの診断特性を検討した横断研究である。

確定診断のための標準検査はwhole-body plethysmographyで測定した，可逆性の閉塞性障害〔1秒率（FEV1.0／VC）＜70％または1秒量（FEV1.0）＜予測値の80％，気管支拡張薬吸入後FEV1.0の12％以上かつ200mL以上の増加およびメタコリン誘発試験（FEV1.0の20％以上）の低下〕である。

COPD患者を除外した168人では，スパイロメトリーの感度は29％（95％信頼区間21〜39），特異度は90％（95％信頼区間81〜95）（図1），COPD患者を含めた全患者では，感度16％（95％信頼区間10〜24），特異度100％（95％信頼区間97〜100）（図2）と，スパイロメトリーで喘息の確定診断は可能だが，正常でも除外はできないという結果であった。

UpToDateによれば，喘息が疑われたがスパイロメトリーが正常な場合の選択肢は，①症状があるときにスパイロメトリーを再検，②ピークフローの経時的変化を記録，③メタコリンなどによる気管支誘発試験，が挙げられている。

Table 4: 2 × 2 table of spirometry for diagnosing airway obstruction in patients with asthma in general practice (n = 168; patients with COPD excluded)

	asthma	no asthma	
Spirometry +	26	8	
Spirometry −	63	71	
			168

Pretest probability of having asthma 41%
Pretest probability of not having asthma 59%
Sensitivity　　　　29% (95%CI 21–39)
Specificity　　　　90% (95%CI 81–95)
PPV　　　　　　　77% (95%CI 60–88)
NPV　　　　　　　53% (95%CI 45–61)

図1 ● スパイロメトリーの感度，特異度（COPD患者を除く）
(文献5より引用)

Table 5: 2 × 2 table of spirometry for diagnosing airway obstruction in patients with asthma in lung function laboratory (all patients included with differentiation between asthma and COPD)

	asthma	no asthma	
Spirometry +	14	0	
Spirometry −	76	129	
			219

Pretest probability of having asthma 41%
Pretest probability of not having asthma 59%
Sensitivity　　　　16% (95%CI 10–24)
Specificity　　　　100% (95%CI 97–100)
PPV　　　　　　　100% (95%CI 79–100)
NPV　　　　　　　63% (95%CI 56–69)

図2 ● スパイロメトリーの感度，特異度（COPD患者を含めた全患者）
(文献5より引用)

＊2：UpToDate [http://www.uptodate.com/]
＊3：PubMed Clinical Queries [http://www.ncbi.nlm.nih.gov/pubmed/clinical]

先ほどの論文[5]の参考文献から，喘息が疑われる症状で家庭医を受診した成人323人を対象に，3週間のピークフローの測定とヒスタミン誘発試験を比較した横断研究[6]を読んでみる。可逆性の気道閉塞または気道過敏性（ピークフローの変動が15%以上またはヒスタミン誘発試験陽性）を認めた場合に喘息と診断すると，32人に可逆性の気道閉塞，11人にピークフロー15%以上の変動を認め，131人がヒスタミン誘発試験陽性だったが，ヒスタミン誘発試験で喘息と診断された131人のうち，114人はピークフローの変動では診断できないという結果であった。スパイロメトリーが正常な場合，気管支誘発試験を行えば喘息の診断は可能だが，プライマリケアでの実施はハードルが高い。しかし，先ほどの論文[5]に，呼気中一酸化窒素濃度（fractional exhaled nitric oxide：FeNO）測定が選択肢として挙げられていたので，2013年6月に保険適用になっていることもあり，元論文[7]を読んでみることにした。

　FeNOは好酸球性気道炎症を反映し，喘息患者では高値となる。閉塞性気道疾患を疑わせる症状で家庭医を初めて受診した患者160人（平均年齢43.9歳）を対象に携帯型FeNO測定器でFeNOを測定し，whole-body plethysmographyで測定した可逆性の閉塞性障害およびメタコリン誘発試験を標準検査とした場合の感度，特異度を測定した横断研究である。

　FeNO＞46ppbをカットオフ値とした場合の感度は32%（95%信頼区間23〜43），特異度は93%〔95%信頼区間85〜97（図3）〕[7]，FeNO＞12ppbをカットオフ値とした場合の感度は85%（95%信頼区間76〜92），特異度は24%（95%信頼区間16〜34）であった。スパイロメトリーが正常な場合にFeNO測定を行うと，FeNO＞46ppbなら喘息の確定診断，FeNO≦12ppbなら喘息の除外が可能であった。また，12ppb＜FeNO≦46ppbの場合に気管支誘発試験を行うと，1人の気管支誘発試験を回避するために3人のFeNO測定が必要という結果であった。

FENO	sens [%] (95%CI)	spec [%] (95%CI)	PPV [%] (95%CI)	NPV [%] (95%CI)
＞12	85 (76–92)	24 (16–34)	50 (41–58)	65 (47–79)
＞20	64 (53–74)	58 (47–77)	57 (47–67)	65 (53–74)
＞35	32 (25–42)	84 (74–90)	63 (47–77)	58 (49–67)
＞46	32 (23–43)	93 (85–97)	80 (63–91)	61 (52–69)
＞76	13 (7–23)	100 (96–100)	100 (72–100)	57 (49–65)

図3 ● FeNOの感度，特異度　　　　　　　　（文献7より引用）

その後の経過

1週間後の外来では，吸入ステロイド・長時間作用型β刺激薬配合剤により，咳は軽減していた．スパイロメトリーを実施したところ，％肺活量（％VC）77.2％，1秒量2.99L（予測値の72.5％），1秒率75.69％と1秒率は正常範囲だが，1秒量の軽度低下および軽度の拘束性障害を認め，喘息の確定診断は困難だが否定はできないと考えて吸入薬継続とした．

勉強内容のまとめ

- 病歴，身体所見のみによる喘息の臨床診断は不正確であり，喘息を疑った場合にはスパイロメトリーが必要である．
- 喘息の診断におけるスパイロメトリーの特異度は高いが感度は低く，スパイロメトリーが正常でも喘息を否定することはできない．
- 喘息が疑われてもスパイロメトリーが正常な場合には，FeNO測定が有用かもしれない．

解答 喘息の診断にはスパイロメトリーが必要である ①，④ → ③

文献

1) Choosing Wisely：American Academy of Allergy, Asthma & Immunology ［http://www.choosingwisely.org/doctor-patient-lists/american-academy-of-allergy-asthma-immunology/］
2) Aaron SD, et al：Overdiagnosis of asthma in obese and nonobese adults. CMAJ. 2008；179(11)：1121-31.
3) National Asthma Education and Prevention Program：Expert Panel Report 3 (EPR-3)：Guidelines for the Diagnosis and Management of Asthma-Summary Report 2007. J Allergy Clin Immunol. 2007；120(5 Suppl)：S94-138.
4) Russell NJ, et al：Quantitative assessment of the value of spirometry. Thorax. 1986；41(5)：360-3.

5) Schneider A, et al:Diagnostic accuracy of spirometry in primary care. BMC Pulm Med. 2009;9:31.
6) den Otter JJ, et al:Testing bronchial hyper-responsiveness:provocation or peak expiratory flow variability? Br J Gen Pract. 1997;47(421):487-92.
7) Schneider A, et al:Diagnosing asthma in general practice with portable exhaled nitric oxide measurement--results of a prospective diagnostic study: FENO < or = 16 ppb better than FENO < or =12 ppb to rule out mild and moderate to severe asthma. Respir Res. 2009;10:15.

Case 41 健診は毎年受けたほうがいいのでしょうか？

75歳の男性。無料で行われている市の住民健診を受けるために来院した。これまで入院，手術歴はない。内服中の薬もなく，60歳で退職後健診は受けていなかったが，病気で寝たきりにでもなったら周囲に迷惑をかけるので，昨年から住民健診を受けるようにしたという。これまでの健診結果で，特に異常は指摘されていない。内科診察時に「何か聞きたいことはありませんか」と尋ねると，「病気で寝込まないためには，やっぱり毎年健診を受けたほうがいいのでしょうか」と質問された。

これまでの診療での対応

この患者への今後の対応をどうするか，今の時点での皆さんの考えを確認しておこう。

選択肢
① 今後も毎年受診することを勧める
② 網羅的な検査をする人間ドックの受診を勧める
③ 5年後に再検査すればいいと答える
④ 勉強してから考える

この時点での対応

患者は既に健診予約を取って来院したため，今年も昨年同様に健診を実施することにした。しかし，来年も続けて受診すべきかどうかは，「次回の結果説明のときに結果を見ながら相談させて下さい」と答え，2週間後に予約を取ってこの日は終了した。

その場の1分

最近，Facebookで住民健診の効果を検討したランダム化比較試験が発表されたという情報を得ていたので，DynaMed*で元論文を探してみた。'screening' で検索したがうまくヒットしない。そこで 'prevention' で再度検索してみると 'Cardiovascular disease prevention overview' という項目があり，その中に以下の記述があった。

30〜60歳を対象とした高齢者を含まない研究であるが，日本の住民健診に類似した，生活習慣病を評価して，その後に介入するという方法である。健診を勧められた人たちの受診率は50%以上で，虚血性心疾患，脳卒中，総死亡をアウトカムとしている。

とりあえず，<u>10年の観察期間では，虚血性心疾患，脳卒中，総死亡において地域ベースのスクリーニングに効果はない</u>という記述を確認して，その場の1分を終了する。

上述の論文は2014年6月に発表されたばかりであるが，7月17日において既に引用されていた。この改訂のスピードは多くのデータベースの中でもDynaMedが飛びぬけて早い[1]。ごく最近の論文を孫引きで探すなら，まずDynaMedの検索を優先しているが，今回もこの戦略でうまく元論文にたどり着くことができた。

community-based screening and lifestyle counseling intervention may not decrease risk of ischemic heart disease (level 2 [mid-level] evidence)

- based on randomized trial with low participation rate
- 59,616 individuals aged 30-60 years from general population in Denmark randomized to invitation to community-based screening and lifestyle counseling intervention (11,629 patients) vs. control (no invitation for screening) and followed for 10 years
- screening and lifestyle counseling intervention consisted of invitation for screening, risk assessment, and lifestyle counseling up to 4 times over 5 years
  - all individuals with unhealthy lifestyle also had individually tailored lifestyle counseling
  - individuals with high risk of ischemic heart disease were offered 6

- additional sessions of group-based lifestyle counseling on smoking cessation, diet, and physical activity
- all individuals were re-invited for final screening, individual counseling, and maintenance plan at 5 years
- 52.4% in intervention group accepted invitation for screening
- no significant differences in ischemic heart disease, stroke, or all-cause mortality at 10 years
- Reference—Inter99 trial (BMJ 2014 Jun 9;348:g3617)

＊：DynaMed [http://www.ebsco.co.jp/medical/dynamed/]

その日の5分

その日の診療終了後，DynaMedで見つけた論文を原著までたどる[2]。この論文は全文が無料で公開されているので，読んでみることにした。5分しかないので「歩きながら論文を読む法」（表1）[3]にしたがって，論文のPECO，ランダム化されているかどうか，一次アウトカムの結果を読んでみると以下のようであった。

表1 ● 歩きながら論文を読む法
　　　：ランダム化比較試験編

1. 論文の「PECO」を読み込む
2. ランダム化かどうかをチェックする
3. 一次アウトカムの結果を読み込む

PECO：Patient（患者）
　　　　Exposure（曝露）
　　　　Comparison（比較）
　　　　Outcome（結果）

（文献3より改変）

＜論文のPECO＞
Patient（患者）：デンマーク・コペンハーゲンの南西部に住む30〜60歳の5万9616人
Exposure（曝露）：リスク評価（包括的な質問票，ECG，血圧，身長，体重，ウエスト，ヒップ，肺機能検査，総コレステロール，グル

コース負荷試験），生活習慣についてのカウンセリングを5年間に最高4回まで受診，虚血性心疾患のハイリスク者は禁煙，ダイエット，運動について6回のセッションを追加

Comparison（比較）：スクリーニングなし
Outcome（結果）：虚血性心疾患

【一次アウトカムである虚血性心疾患についての結果】
相対危険（95％信頼区間）：1.03（0.94〜1.13）

　高齢者を含まない北欧の研究であるが，介入内容は尿検査，胸部X線検査，貧血，腎機能，尿酸，肝酵素の検査が行われていない以外は，日本の住民健診と類似している。相対危険の点推定値は1.03で，むしろスクリーニング群で3％虚血性心疾患が多いという結果である。95％信頼区間も比較的狭く，効果を最大と見積もっても0.94で，相対危険減少で6％虚血性心疾患を減少させるにすぎないという結果である。このようにまとめてみると，先ほどのDynaMedの要約はきわめて的確であることがわかった。
　スクリーニング群の詳細も論文でわかりやすくまとめられていた（図1）[2]。

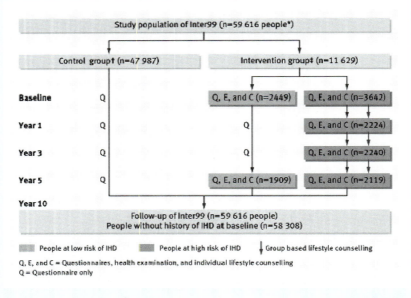

図1 ● スクリーニングの流れ　　　　　　　　　　　　　　　（文献2より引用）

高リスクの対象者は1年おきに，低リスクでは5年後にリスク評価と介入が行われている．対照群は質問票のみで，リスク評価も介入もまったく行われていない．スクリーニングの介入研究では，対照群に対してもかなり手厚い評価や追跡が行われている場合が多いが，本研究の対照群は，実際に健診を受けない状況と大きな違いはないように思われる．

　さらに読み込んでいくと，対照群の対象者はスクリーニングの対照群であることを知らされておらず，健康意識の高まりなどでスクリーニング群との差が小さくなるようなことは避けられているようだった．また，エンドポイントの評価者もマスキングされており，バイアスの混入に対処している非常に質の高いランダム化比較試験であることが読み取れた．

　加えて，虚血性心疾患以外のアウトカムについての結果がグラフで示されていた（図2）[2]．脳卒中，脳卒中と虚血性心疾患の合計，総死亡のいずれも，スクリーニング群と対照群にはほとんど差がないことが示されている．

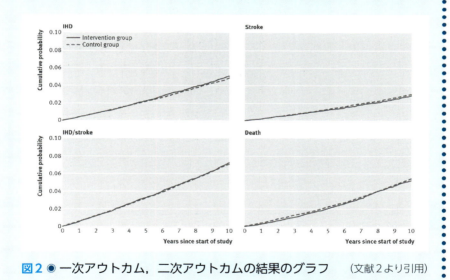

図2 ● 一次アウトカム，二次アウトカムの結果のグラフ　　（文献2より引用）

その後の患者への対応

　2週間後の健診結果説明の外来である．結果は昨年同様，特に異常を認めなかった．そこで，結果に異常がないことを伝えた上で，今後の健診をどうするかについては以下のように説明した．

　「つい最近，デンマークで健診の効果を検討した研究が発表されました．それによる

と30～60歳の成人で，まったく健診を受けなかったグループと1年おきに健診を受けたグループで，心筋梗塞や脳卒中の発生率にほとんど差がなかったことが報告されています。この結果からもわかるように，2年続けて異常がなかった現状を考えると，しばらく健診を受ける必要はないと思います。少なくとも毎年受けなくてはいけないということはないでしょう。来年は健診のことを忘れて気楽に過ごされるといいのではないでしょうか」

勉強内容のまとめ

- 高齢者を対象にした住民健診の効果に関するランダム化比較試験は見つけられなかった。
- 30～60歳を対象とした研究では，虚血性心疾患や脳卒中を予防でき，さらに寿命が延びるという結果は示されていない。
- 高齢者が毎年健診を受ける効果は意外に小さい可能性が高い。

解答　少なくとも5年くらいは受けなくてもいい。また今後は健診を受けないという選択肢もある
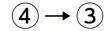

文献

1) Banzi R, et al: Speed of updating online evidence based point of care summaries: prospective cohort analysis. BMJ. 2011;343:d5856.
2) Jørgensen T, et al: Effect of screening and lifestyle counselling on incidence of ischaemic heart disease in general population: Inter99 randomised trial. BMJ. 2014;348:g3617.
3) 名郷直樹：ステップアップEBM実践ワークブック．南江堂，2009, p101.

Case 42

EBMが患者アウトカムを改善したというエビデンスはありますか？

2年目の研修医。現在，1カ月間の地域医療研修中である。

ある日の昼休み，筆者のクリニックの医師たちが積極的にEBMの実践に取り組むのを見て，以下のように質問してきた。

「ちょっと変な質問かもしれませんが，EBMが患者アウトカムを改善したというようなエビデンスはあるのでしょうか」

これまでの診療での対応

この研修医の質問にどう対応するか，今の時点での皆さんの考えを確認しておこう。

選択肢
① 無視する
② その質問はなかったことにしてくれ，と答える
③ エビデンスがないことを正直に話す
④ 勉強してから考える

この時点での対応

数年前に患者アウトカムを評価したランダム化比較試験が発表されていることを思い出したので，それを探して読んでみることにした。

その場の1分

　昼休みも終わりに近いので，とりあえず論文だけを検索しておく。

　記憶の片隅にあった論文は，Evidence Based Medicine誌に掲載されていたと思われたので，PubMed[*1]を「(evidence based medicine) AND "evidence based medicine"[Journal]」という検索式で探す。これで1300もの論文がヒットしたため，さらにランダム化比較試験に絞り込むと2論文に絞られた（図1）。

　1つ目の論文は，論文全体の情報と抄録だけの情報提供を比較し，臨床決断をアウトカムにしたもので，患者アウトカムを評価したものではない。

　2つ目の論文は入院患者のアウトカムを評価しているので，これが記憶の片隅にあった論文ではないか，とあたりをつけ，抄録のPECOのみを確認した。朝の回診において疑問が生じた809人の入院患者に対して，検索したエビデンスを提供する場合としない場合とを比べて，患者の死亡とICU入室をアウトカムとしていることが読み取れる[1]。私の記憶にあった論文で間違いなかった。この論文は全文が無料で提供されており，これをダウンロードして，午後の外来のため一時作業を中断した。

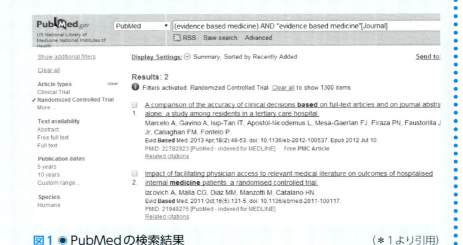

図1 ● PubMedの検索結果　　　　　　　　　　　　　（*1より引用）

*1：PubMed [http://www.ncbi.nlm.nih.gov/pubmed/]

その日の5分

その日の診療終了後，昼休みにダウンロードした論文を研修医と一緒に読んでみる。「歩きながら論文を読む法」(表1) にしたがって，論文のPECO, ランダム化されているかどうか，一次アウトカムの結果を読んでみると以下のようであった[2]。

表1 ● 歩きながら論文を読む法
　　　：ランダム化比較試験編

1. 論文の「PECO」を読み込む
2. ランダム化かどうかをチェックする
3. 一次アウトカムの結果を読み込む

PECO：Patient (患者)
　　　　Exposure (曝露)
　　　　Comparison (比較)
　　　　Outcome (結果)

(文献2より改変)

＜論文のPECO＞
Patient (患者)：朝の回診において疑問が生じた総合内科の入院患者809人
Exposure (曝露)：すぐには解決されなかった疑問に対して検索されたエビデンスを医師を通して電子メールで提供する
Comparison (比較)：エビデンスの提供なし
Outcome (結果)：死亡とICU入室の結合アウトカム，死亡，ICU入室，入院期間，再入院

【一次アウトカムの結果】
相対危険 (95%信頼区間) および日数
・死亡とICU入室の結合アウトカム：1.09 (0.7〜1.6)
・死亡：0.9 (0.5〜1.8)
・ICU入室：1.2 (0.6〜2.2)
・入院期間：6.5日 vs. 6.0日
・再入院：1.0 (0.7〜1.3)

　この研究は，全患者のうち，疑問が生じなかった患者，UpToDate[*2] などを用いてその場で解決してしまった患者については，エビデンスの提供をしていないため，実際にエビデンスが提供された患者のみでサブグループ分析

	Intervention (N=78)	Control (N=73)	RR (95% CI)
Subgroup analysis: among patients who generated at least one question			
Death or ICU	10 (12.8%)	10 (13.7%)	0.93 (0.41 to 2.1)
Death	5 (6.4%)	2 (2.7%)	2.3 (0.4 to 11.3)
ICU	5 (6.4%)	8 (11%)	0.5 (0.2 to 1.7)
Rehospitalisation	12 (15.3%)	14 (19.1%)	0.8 (0.39 to 1.6)
Days of hospitalisation (mean (95% CI))	8.5 (6 to 11)	6.8 (5 to 9)	−

図2 ● サブグループ分析の結果 （文献1より引用）

が行われている．しかし，そのサブグループでもICU入室が低い傾向にあるものの，死亡は2.3倍と多い傾向にあり，入院期間も長くなっている．ほかのアウトカムについても相対危険は1周辺にあり，少なくとも統計学的に明らかな改善は示されていない（図2）[1]．

　この研究では，エビデンスを手渡しした場合のサブグループ分析について前もって計画したとあるので，その結果も読み込んでみる．その解析では，<u>死亡とICU入室の結合アウトカムで，エビデンス提供群では0%であったのに対し，非提供群では13.7%，$P=0.03$と，統計学的にも有意な差を認めている</u>．

　電子メールでエビデンスを提供しても読む医師は少ないが，手渡しすれば読むようになるということだろうか．しかし，サブグループ分析の結果の解釈は慎重であるべきで，そう結論づけることはできない．800人以上を対象にした研究とはいえ，実際に検討された疑問は151にすぎず，検出力不足によるβエラーの可能性も残る．

　この論文からわかったことは，<u>エビデンスの提供は患者アウトカムを改善するともしないとも言えない</u>，ということでしかない．

＊2：UpToDate [http://www.uptodate.com/]

その後の研修医への対応

　指摘された通り，EBMの実践が患者アウトカムを改善したというエビデンスはない．しかし，勉強しないで臨床をやるという選択肢もない．研修医には以下のように説明した．

　「EBMの実践が，患者アウトカムを改善したというエビデンスはありません．しかし，勉強しないで患者に向き合うことなどできないでしょう．勉強するとしたら，私はEBMの方法を選びます．もちろんそれは私の好みでというわけですが，それでいいのではないでしょうか．有害無益というエビデンスもないし，ほかの方法で患者アウトカムの改善が示されているわけでもないのですから」

勉強内容の まとめ

- 電子メールでエビデンスを提供する場合としない場合で，入院患者のアウトカムが異なるかどうかを検討したランダム化比較試験がある。
- 死亡，ICU入室，入院期間，再入院においてエビデンス提供群と非提供群に統計学的な差は認められなかった。
- 疑問が生じた対象のサブグループにおいて，エビデンスを手渡しした場合には死亡とICU入室の結合アウトカムに改善が認められた。
- UpToDateなどでその場で解決した疑問は除外されている。

解 答	明確なエビデンスはないため，その場の1分，その日の5分でUpToDate，DynaMedまでの検索にとどめ，それほど必死に検索しなくてもよい 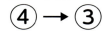

文献

1) Izcovich A, et al：Impact of facilitating physician access to relevant medical literature on outcomes of hospitalised internal medicine patients：a randomised controlled trial. Evid Based Med. ; 16(5): 131-5.
2) 名郷直樹：ステップアップEBM実践ワークブック．南江堂，2009, p101．

索引

英数

数字
3C (common, critical, curable) 5

欧文

A
ACCP (American College of Chest Physicians) 208
ACE阻害薬 186
ADL (activities of daily living) 27
ARB 184
A型肝炎の劇症化 39

B
Brugada症候群 236
B型肝炎 41

C
CGA (comprehensive geriatric assessment) 27
CMEC-TV 16
CMECジャーナルクラブ 16
C型肝炎 41

D
DPP-4阻害薬 213
DynaMed 40, 49, 55, 69, 74, 86, 143, 148, 173, 180, 208, 219, 226, 243

E
EBM (evidence-based medicine) 9, 12, 14, 255
EBMスタイル診療支援システム「ドクターベイズ」81
EBMの5つのステップ 9

F
FeNO (fractional exhaled nitric oxide) 246
── 測定 246

I
iADL (instrumental activities of daily living) 27
ICD 238

M
Minds (Medical Information Network Distribution Service) 64, 196

N
NSAIDs 168

O
OFT (onset, first episode, time course) 5
O脚 124

P
PECO 10
PSA (prostate specific antigen) 218
PubMed 154, 256
── Clinical Queries 14, 60, 113

Q
QOL 25

S
SIDS (sudden infant death syndrome) 101

T
TSH 44

U
UpToDate 37, 44, 50, 54, 59, 65, 97, 102, 106, 117, 123, 128, 134, 138, 148, 162, 167, 190, 203, 237, 257

X
X脚 122

和文

あ
アウトカム 9, 255
　真の── 10
　代用の── 11
アシクロビル 204
アスピリン 162
アセトアミノフェン 166
アレルギーの血液検査 152
アンジオテンシンⅡ受容体拮抗薬 ☞ ARB
アンジオテンシン変換酵素阻害薬 ☞ ACE阻害薬
歩きながら論文を読む法（メタ分析編）139, 221
歩きながら論文を読む法（ランダム化比較試験編）108, 210, 215, 251, 257

い
インフルエンザ検査 78
インフルエンザ罹患後の職場復帰 92
インフルエンザ流行状況 79
インフルエンザワクチン禁忌 189
医療面接の基盤 17

う
植え込み型除細動器 ☞ ICD

え
エピネフリン吸入 69
エリスロマイシン 203

お
おしゃぶり 101, 111
オセルタミビル 94

か
風邪症候群 24, 53, 172
仮説演繹法 4

家庭血圧 157
解釈モデル 17
拡張期血圧 157
拡張期高血圧 159
学校保健安全法 92
痒み 202
患者・医師関係 18
感染症 48, 53

き
吸入ステロイド 116
虚血性心疾患 250
共通基盤 18
禁煙外来 21
禁煙補助薬の副作用 137

く
クループ 68
クロピドグレル 162
薬で散らした虫垂炎の再発率 106

け
解熱薬 166
下痢 50
軽症高血圧 195
血圧 157
検査 6
　——前確率 7
研修医 30
健診 249

こ
コクランレビュー 70, 174
コホート研究 74, 145, 238
呼気中一酸化窒素濃度 ☞ FeNO
呼吸数 147
降圧薬 36, 85
抗インフルエンザ薬 91
抗うつ薬 85
抗菌薬 48, 53, 172
抗痙攣薬 85

抗ヒスタミン薬 168
甲状腺機能亢進症 131
甲状腺中毒症 131
喉頭蓋炎の診断 58
行動科学 21
高尿酸血症 64
高齢者総合評価 ☞ CGA 27
高齢者の高血圧 195

さ
サプリメント 88
細気管支炎 142

し
システマティックレビュー 203
ジピリダモール 165
ジベルバラ色粃糠疹 202
支援 21
事前確率見積もり 78
疾患中心の医療 17
失神 238
社会的支援 27
収縮期血圧 157
収縮期高血圧 158
小児 48, 53, 68, 73, 78, 116, 122, 147, 166, 189
心血管疾患 137
　——死亡 159
心停止 238
心電図 236
心不全 207
蕁麻疹 152

す
スクリーニング 253
スパイロメトリー 242

せ
潜在性甲状腺機能低下症 43
喘息 58, 73, 116, 166, 189
　——の診断 242

喘鳴 116
前立腺癌検診 218
前立腺特異抗原 ☞ PSA

た
大泉門膨隆 129
大腸癌 230
大腸内視鏡検査 230
卵アレルギー 189

ち
チャレンジテスト 155
中耳炎 53, 104
虫垂炎 106
超音波検査 133

て
ディオバン® 183
デキサメタゾン 68

と
トリプタン系薬剤 87
時計描画テスト 28
東京都感染症情報センター 79
東邦大学・医中誌 診療ガイドライン情報データベース 44
動機づけ面接 22
道具的日常動作 ☞ iADL
特異的IgE 152
突然死 236
突発性発疹 127

に
日本語ガイドライン 12, 63, 74, 132
日常生活動作 ☞ ADL
乳癌検診 224
乳歯の噛み合わせ 112
乳児 101, 111, 122, 127, 142, 152, 178
乳幼児突然死症候群 ☞ SIDS

認知機能 *27*

ね

熱性痙攣 *129, 178*

年齢と体温で補正した呼吸数 *149*

の

脳梗塞予防 *161*

脳卒中 *10, 159, 195, 250*

膿性鼻汁 *49, 175*

は

バセドウ病 *131*

長谷川式認知症スケール *28*

歯並び *111*

肺炎 *147, 172*

　——の予防 *176*

橋本病 *131*

ひ

ビタミンB_2 *88*

非ステロイド性抗炎症薬 ☞ NSAIDs

皮膚テスト *192*

ふ

フルチカゾン *118*

ブデソニド *117*

プラセボ *11, 50, 70, 97, 203, 214*

浮腫 *131*

副作用 *131*

副腎クリーゼ *118*

副鼻腔炎 *48*

腹膜炎 *108*

へ

平均血圧 *158*

米国胸部疾患学会 ☞ ACCP

片頭痛の予防 *85*

ほ

ポリープ *230*

ま

マンモグラフィー *224*

慢性疾患 *21*

み

ミソプロストール *97*

耳鳴り *96*

む

無症候性高尿酸血症 *63*

　——の薬物治療 *65*

無痛性甲状腺炎 *131*

め

メタ分析 *15, 46, 70, 102, 113, 138, 185, 196, 209, 221*

や

薬価 *184*

病い体験 *18*

ゆ

指しゃぶり *112*

よ

溶連菌 *79*

ら

ランダム化比較試験 *15, 55, 98, 107, 162, 203, 210, 214, 227, 251, 256*

り

倫理的問題 *24*

倫理の4分割表 *25*

ろ

論文抄録 *15*

わ

ワルファリン服用者のPT-INRのモニター間隔 *207*

著者紹介

名郷直樹（なごう なおき）

〈略 歴〉

1986年	自治医科大学卒，名古屋第二赤十字病院にて研修
1988年	作手村国民健康保険診療所にてへき地診療所医療に従事
1992年	自治医科大学地域医療学講座
1995年	作手村国民健康保険診療所長
2005年	東京北社会保険病院臨床研修センター長
2011年	武蔵国分寺公園クリニック開設

名郷直樹の
その場の1分，その日の5分
多忙な医師でもできるエビデンスの仕入れかた

定価（本体4,700円＋税）

2015年 3月 6日　第1版
2015年 4月15日　第1版2刷

著　者	名郷直樹
発行者	梅澤俊彦
発行所	日本医事新報社　www.jmedj.co.jp
	〒101-8718 東京都千代田区神田駿河台2-9
	電話（販売）03-3292-1555　（編集）03-3292-1557
	振替口座　00100-3-25171
印　刷	日経印刷株式会社
デザイン	吉田ひろ美

Ⓒ 名郷直樹　2015　Printed in Japan
ISBN978-4-7849-4475-0　C3047　¥4700E

本書の複製権・翻訳権・上映権・譲渡権・公衆送信権（送信可能化権を含む）は
（株）日本医事新報社が保有します。

JCOPY　＜(社)出版者著作権管理機構 委託出版物＞
本書の無断複写は著作権法上での例外を除き禁じられています。複写される
場合は，そのつど事前に，(社)出版者著作権管理機構（電話 03-3513-6969,
FAX 03-3513-6979, e-mail:info@jcopy.or.jp）の許諾を得てください。